# MEDICINA EN LA COMUNIDAD

# MEDICINA EN LA COMUNIDAD


*Adriana Pinta*

*Janneth Palma*

*Santiago Naranjo*

*Kristopher Santo*

*Giancarlo Sánchez*

*Verónica Hernández*

**IMPORTANTE**

La información aquí presentada no pretende sustituir el consejo profesional en situaciones de crisis o emergencia.

Para el diagnóstico y manejo de alguna condición particular es recomendable consultar un profesional acreditado.

Cada uno de los artículos aquí recopilados son de exclusiva responsabilidad de sus autores.

2020 Bold Publisher
**ISBN: 978-956-6090-09-0**
Impreso en Ecuador - Printed in Ecuador

# PRÓLOGO

Este libro se ha escrito con un firme propósito: presentar de manera más clara y sencilla algunas patologías  comunes, de naturaleza médica, con los que la mayoría de nosotros debemos enfrentarnos a menudo en nuestra práctica profesional.

Se incluyen varios temas que usualmente no se hallan en los textos, porque hemos tratado de catalogar, en la forma más realista posible, las distintas clases de consultas médicas que se presentan a diario, sugiriendo los procedimientos y prácticas terapéuticas considerados como los más efectivos en cada caso.

En los últimos años, los conocimientos médicos se han incrementado asombrosamente,  varios procedimientos y tratamientos han llegado a ser fácilmente asequibles por parte de la población, lo que ha sido beneficioso para mejorar la calidad de vida de nuestros pacientes.

La necesidad de la correlación y la presentación a nuestros pacientes de la información que manejamos en forma fácilmente comprensible, se ha convertido en una necesidad imperiosa.
Nuestra ilusión y esperanza es que, gracias al presente volumen , aquellos médicos generales que deseen adquirir mayor experiencia y conocer enfoques claros y actuales, puedan hallar una guía útil para la aplicación de tales medidas, de las que poder valerse en un momento determinado, y también encontrar respuestas a algunas cuestiones de índole médica que tal vez les estén intrigando.

**Dr. Cristhian Quinaluisa**
*Coordinador*

## ÍNDICE DE AUTORES


**AUTORES**

**Adriana Jeannine Pinta Aguilera**
Médico General Por La Universidad Central Del Ecuador
Médico General En Funciones Hospitalarias En  Hospital De Especialidades Carlos Andrade Marín
*Diabetes Mellitus Tipo 2*


**Janneth Elizabeth Palma Calles**
Médico General Por La Universidad Central Del Ecuador
Médico General En Funciones Hospitalarias En Servicio De   Oncología Clínica En Hospital De Especialidades Carlos Andrade Marín
*Manejo  Del  Paciente Diabético En Tiempo De La  Pandemia Covid-19*


**Santiago Alexis Naranjo Tipán**
Médico General Por La Universidad Central Del Ecuador
Médico General En Funciones Hospitalarias En El Servicio De Infectología Del Hospital Pediátrico Baca Ortiz
*Infección Del Tracto Urinario En Pediatría*


**Kristopher Alexander Santo Cepeda**
Médico General Por La Universidad Técnica De Ambato
Médico Rural Y Director Encargado Del Centro De Salud La Victoria-Pujilí
Profesor De Cátedra De Anatomía En El Centro De Capacitación ¨El Buho¨ Sa.
Cursando Maestría En Seguridad Y Salud Ocupacional En La Universidad De Las Américas
*Hipertensión Arterial*


**Giancarlo Daniel Sánchez Salazar**
Interno Rotativo De Medicina Por La Universidad Central Del Ecuador
Interno Rotativo Del Hospital De Especialidades Fuerzas Armadas N°1-Quito
*Enfermedad Arterial Periférica*


**Verónica Lucía Hernández Nieto**
Médico General Por La Universidad Central Del Ecuador
Especialista En Psiquiatría Por La Universidad Central Del Ecuador
Psiquiatra En Libre Ejercicio
*Salud Mental En Atención Primaria*

# ÍNDICE

# CAPÍTULO 1

## DIABETES MELLITUS TIPO 2
*Adriana Jeannine Pinta Aguilera*

**Introducción**

La diabetes tipo 2 es uno de los mayores problemas para los sistemas de salud de Latinoamérica, región que abarca 21 países y más de 569 millones de habitantes. La Federación Internacional de Diabetes (IDF por sus siglas en inglés) estimó en el 2017 que la prevalencia ajustada de diabetes en la región era de 9.2% entre los adultos de 20 a 79 años, solo Norteamérica (11.1%) y el Sur de Asia (10.8%) tenían tasas mayores1.. De los 371 millones de adultos que viven con diabetes, 34 millones (9%) residen en nuestra región. El crecimiento en el número de casos esperado (62%) para el año 2045 es mayor en nuestros países que lo pronosticado para otras áreas. La expectativa de crecimiento se basa en la prevalencia alta de las condiciones que preceden a la diabetes como la obesidad y la intolerancia a la glucosa. Aún más grave es que el 40% de los pacientes con diabetes ignoran su condición. (1)

Las prevalencias informadas por la IDF para los países de la región se muestran en la Tabla 1.1. Dos de los diez países con mayor número de casos se encuentran en la región (Brasil y México). Doce países latinoamericanos tienen una prevalencia mayor al valor promedio mundial (8.3%)2. En algunos casos, existe divergencia entre la información de encuestas nacionales con lo publicado en del Atlas de la IDF (como en el caso de Argentina en que la 4.ª encuesta nacional informó una prevalencia de 12.7%) El número creciente de casos y la complejidad del tratamiento de las enfermedades crónicas han determinado un mayor número de muertes e incapacidades resultantes de la enfermedad. El número de muertes atribuibles a la diabetes en la región en 2017 fue 209,717 (sin considerar a México). La enfermedad explica el 12.3% de las muertes totales en los adultos. El 58% de los decesos ocurrieron en menores de 60 años. En la mayoría de los países de la región, la diabetes se encuentra entre las primeras cinco causas de mortalidad. Las causas más frecuentes de muerte entre las personas con diabetes son la cardiopatía isquémica y los infartos cerebrales. Además, la diabetes es la primera causa de ceguera, insuficiencia renal, amputaciones no debidas a traumas e incapacidad prematura y se encuentra entre las diez primeras causas de hospitalización y solicitud de atención médica. En contraste con su alto costo social, el gasto asignado a la atención de la enfermedad en la región es uno de los menores (20.8 billones de dólares por año, 4.5% del gasto mundial). El 13% del gasto total en salud de la región es asignado a la atención de la diabetes. (1)

La diabetes es el resultado de un proceso fisiopatológicos iniciado muchos años atrás de su aparición clínica. Las condiciones que determinan la aparición de la diabetes tipo 2 y sus comorbilidades están presentes desde los primeros años de vida.

La desnutrición en la vida intrauterina y/o en los primeros años de vida persiste como un problema de salud (y un factor de riesgo para tener diabetes) en muchas regiones de Latinoamérica. La prevalencia de desnutrición en menores de 5 años es 13% en Guatemala, 3-5% en América del Sur3 ) y 2.8% en México. Sin embargo, la obesidad ha desplazado a la desnutrición como el principal reto a resolver. La prevalencia ha aumentado en niños, adolescentes y en especial en adultos jóvenes. Factores ambientales como los cambios en los patrones de alimentación, el incremento en el acceso y consumo de alimentos y bebidas con alta densidad calórica, la disminución del tiempo dedicado a la actividad física y el incremento de los periodos asignados a labores sedentarias son las causas mayores del incremento en la prevalencia de la obesidad. Cambios en la dinámica de las familias, la depresión, las alteraciones de la conducta alimentaria y el consumo de alcohol son otras condiciones involucradas.(1)

*Tabla N1. Prevalencia de Diabetes en Latinoamérica*

| País | Número de casos (20-79 años) | Prevalencia de acuerdo a la IDF (%) | Muertes por diabetes/año (20-79 años) | Número de personas con diabetes no diagnosticada |
|---|---|---|---|---|
| Argentina | 1,757,500 | 6.2 | 15,545 | 629,800 |
| Bolivia | 391,000 | 6.2 | 4,403 | 108,600 |
| Brasil | 12,65,800 | 8.7 | 108,587 | 5,734,300 |
| Chile | 1,199,800 | 9.3 | 7,103 | 258,100 |
| Colombia | 2,671,400 | 8.1 | 17,037 | 957,300 |
| Costa Rica | 319,100 | 9.5 | 1,711 | 114,400 |
| Cuba | 897,600 | 10.68 | 7,060 | 321,700 |
| Ecuador | 554,500 | 5.5 | 3,907 | 198,700 |
| El Salvador | 332,700 | 8.7 | 2,926 | 119,200 |
| Guyana Francesa | 13,100 | 8.1 | - | 4,700 |
| Guatemala | 752,700 | 8.4 | 7,709 | 269,700 |
| Honduras | 285,800 | 6.0 | 1,818 | 102,400 |
| México | 12,030,000 | 14.8 | 85,931 | 4,504,100 |

| | | | | |
|---|---|---|---|---|
| Nicaragua | 373,400 | 10.0 | 2,925 | 133,800 |
| Panamá | 215,900 | 8.5 | 1,318 | 77,400 |
| Paraguay | 298,000 | 7.4 | 2,654 | 106,800 |
| Perú | 1,130,800 | 5.6 | 7,129 | 452,300 |
| Puerto Rico | 400,600 | 15.4 | - | 124,000 |
| República Dominicana | 520,800 | 8.1 | 6,541 | 186,600 |
| Uruguay | 152,800 | 6.6 | 1,095 | 47,300 |
| Venezuela | 1,311,400 | 6.6 | 10,241 | 469,900 |

*Fuente: Guías ALAD sobre el Diagnóstico, Control y Tratamiento de la Diabetes Mellitus Tipo 2 (1)*

## Definición

El término diabetes mellitus define alteraciones metabólicas de múltiples etiologías caracterizadas por hiperglucemia crónica y trastornos en el metabolismo de los hidratos de carbono, las grasas y las proteínas, resultado de defectos en la secreción de insulina, en la acción de la misma o en ambas (OMS, 1999) (7). La DM puede presentarse con síntomas característicos, como sed, poliuria, visión borrosa y pérdida de peso. Frecuentemente, los síntomas no son graves o no se aprecian. Por ello, la hiperglucemia puede provocar cambios funcionales y patológicos durante largo tiempo antes del diagnóstico. Múltiples estudios de cohorte y transversales han estudiado la relación entre diferentes factores (estilo de vida, raza, sexo, fármacos, 20 Guías De Práctica Clínica En El Sns etc.) y el desarrollo de diabetes. En la tabla 1 se resumen estos factores clasificados según su relación con la aparición de diabetes. (2)

*Tabla N2. Factores Relacionados Con La Incidencia De Diabetes*

| Factores relacionados con el aumento de riesgo de desarrollar diabetes | Factores relacionados con la disminución de riesgo de desarrollar diabetes |
|---|---|
| •Edad<br>•Etnia (raza negra, asiáticos, hispanos)<br>•Antecedentes familiares<br>•Antecedentes de diabetes gestional<br>•Obesidad (sobre todo abdominal)<br>•Alto consumo de carnes rojas y grasas<br>•Sendentarismo<br>•Tabaco<br>•Síndrome del ovario poliquístico<br>•Fármacos *(antispicóticos, betabloqueadores + diuréticos, glucocorticoides, anticonceptivos orales, tacrolimus, ciclosporina, ácido nicotínico, antirretrovirales, inhibidores de la proteasa, etc.)* | •Lactancia materna<br>•Dieta rica en fibras y baja en grasas saturadas<br>•Consumo de nueces ($\geq$5 unidades/ semana)<br>•Consumo de café y té verde<br>•Consumo moderno de alcohol (5-30 g/ día)<br>•Actividad física moderada |

*Fuente: Guía De Práctica Clínica Sobre Diabetes (2)*

## Epidemiología

Las enfermedades crónicas no trasmisibles (ECNT) se han convertido en un problema de salud pública, debido al sufrimiento que ocasionan a las personas que las padecen junto con un gran perjuicio socioeconómico a nivel local y mundial. Se estima que de los 56 millones de defunciones registradas en el 2012, el 68 % (38 millones) se debieron a enfermedades no transmisibles, de las cuales las dos terceras partes (28 millones) se produjeron en países de ingresos bajos y medios. Dentro de estas, las principales se debieron a: enfermedades cardiovasculares, cáncer, diabetes y enfermedades pulmonares crónicas; patologías evitables si se trabaja de manera multisectorial en promoción de la salud y prevención dirigida. (3)

El consumo de tabaco, las dietas poco saludables, la inactividad física y el uso nocivo de alcohol son los cuatro factores de riesgo principales para la generación de enfermedades crónicas no trasmisibles (ECNT). Los principales efectos de éstos recaen cada vez más en países de ingresos bajos y medios y en las personas más pobres en todos los países. (3)

Según la Federación Internacional de Diabetes, en el 2015 hubo 415 millones de adultos entre los 20 y 79 años con diagnóstico de diabetes a nivel mundial, incluyendo 193 millones que aún no están diagnosticados. Además, se considera que existen 318 millones de adultos con alteración en la tolerancia a la glucosa, los mismos que presentan un alto riesgo de desarrollar diabetes en los próximos años. De esta manera se estima que para el año 2040 existirán en el mundo 642 millones de personas viviendo con esta enfermedad. El mismo reporte declara que en el Ecuador la prevalencia de la enfermedad en adultos entre 20 a 79 años es del 8.5 %. (4)

A nivel mundial se le atribuye a la diabetes mellitus aproximadamente 4.6 millones de defunciones al año. Ésta enfermedad se encuentra dentro de las 10 primeras causas de discapacidad en el mundo disminuyendo la productividad y el desarrollo humano. Por esto se pretende reducir los costos humanos y económicos mediante un diagnóstico precoz, un control eficaz y la prevención contra el desarrollo de nuevos casos de diabetes en la medida de lo posible. (5)

En el Ecuador, en el año 2014 el Instituto Nacional de Estadística y Censos (10) reportó como segunda causa de mortalidad general a la diabetes mellitus, situándose además como la primera causa de mortalidad en la población femenina y la tercera en la población masculina. La diabetes mellitus junto con las enfermedades isquémicas 13 del corazón, dislipidemias y la enfermedad cerebro vascular, aportan la mayor carga de consultas y egresos hospitalarios dese hace más de dos décadas. (11) En el país, la prevalencia de diabetes en la población general de 10 a 59 años es de 2.7 %, destacando un incremento hasta el 10.3 % en el tercer decenio de vida, al 12.3 % para mayores de 60 años y hasta un 15.2 % en el grupo de 60 a 64 años, reportando tasas marcadamente más elevadas en las provincias de la Costa y la zona Insular con una incidencia mayor en mujeres. (2–4)

Con este escenario epidemiológico, el Ministerio de Salud Pública ha establecido que el abordaje integral de las enfermedades crónicas no transmisibles constituye una alta prioridad política y estratégica, por ello es de gran importancia la adaptación de una Guía de Práctica Clínica para la prevención, diagnóstico y tratamiento de la diabetes mellitus tipo 2, con la finalidad de estandarizar su manejo y potenciar la calidad de la atención médica por medio de recomendaciones elaboradas y diseñadas sistemáticamente, basadas en la mejor evidencia científica, para los establecimientos de salud tanto públicos como privados y mejorar la calidad de atención. (6)

## Fisiopatología

La diabetes mellitus tipo 2 está relacionada casi que necesariamente a la condición de obesidad y, por lo tanto, con la resistencia a la insulina (RI), pero se requiere adicionalmente de un deterioro de la función de la célula b pancreática. Para vencer la RI, la célula b inicia un proceso que termina en el aumento de la masa celular, produciendo mayor cantidad de insulina (hiperinsulinismo), que inicialmente logra compensar la RI, y mantener los niveles de glucemia normales; sin embargo, con el tiempo, la célula b pierde su capacidad para mantener la hiperinsulinemia compensatoria, produciéndose un déficit relativo de insulina con respecto a la RI. Aparece finalmente la hiperglucemia, inicialmente en los estados post-prandiales y luego en ayunas, a partir de lo cual se establece el diagnóstico de DM2. (7)

**Resistencia a la insulina**

La RI es un fenómeno fisiopatológico en el cual, para una concentración dada de insulina, no se logra una reducción adecuada de los niveles de glucemia. Debido a su relación con la obesidad, por definición todo obeso debería tener RI, salvo que sea "metabólicamente sano", como puede suceder en aquellos pacientes que realizan ejercicio con frecuencia.

El índice HOMA-IR (Homeostatic model assesment, por sus iniciales en inglés) nos permite calcular de una manera simplificada la RI:

HOMA-IR= [Insulina µUI/mL * Glucemia mg/dL]/405

Aun cuando no existe un valor normal para el HOMA-IR, en un estudio chileno se estableció como punto de corte 3,5, por encima del cual identificaban los pacientes con factores de riesgo asociados a RI, básicamente aquellos con síndrome metabólico.

El adipocito parece orquestar todo el proceso; ésta es una célula que básicamente acumula ácidos grasos (AG) en forma de triglicéridos (TG) pero que, además, a través de múltiples señales, conocidas como adipocinas, puede influenciar otros órganos. Su capacidad de almacenamiento se ve limitada por su tamaño; al alcanzar ocho veces el mismo, no puede seguir almacenando AG, generando migración de éstos a órganos que en condiciones normales no lo hacen, como son el músculo esquelético (ME) y el hígado.

El ME es el principal órgano blanco de la insulina, ya que allí se deposita por efecto de la insulina el 80% de la glucosa circulante; la llegada de los AG bloquea las señales de la insulina, lo que lleva a RI en el tejido muscular esquelético.

Como se observa en la figura 1, la unión de la insulina a su receptor fosforila el sustrato del receptor de insulina 1 (IRS 1) en los aminoácidos tirosina, activando la vía de la fosfoinositol 3 cinasa (PI3-K), la cual a su vez activa la translocación de los transportadores de la glucosa, Glut-4, desde el citoplasma hasta la membrana celular, generando poros que permiten la entrada de la glucosa a la célula. Con la llegada de los AG libres (AGL) se activa el diacilglicerol (DAG) y posteriormente la proteína cinasa C; ésta a su vez fosforila el IRS pero ya no en los aminoácidos tirosina sino en los aminoácidos serina como consecuencia de ésto el IRS ya no queda disponible para la insulina, ocasionando la RI. (1,7,8)

Figura N1. Vías Intracelulares De Respuesta A La Insulina

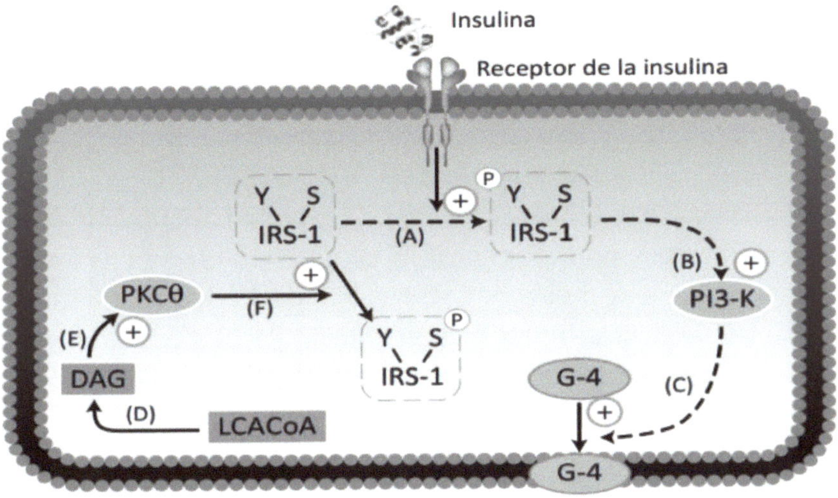

*Fuente: Fisiopatología De La Diabetes Mellitus Tipo 2 (8)*

Es muy probable que el daño inicial sea más un efecto de lipotoxicidad, propia de la liberación de los AGL desde adipocitos resistentes a la insulina, pero que en la medida que avanza la enfermedad se perpetúa por la glucotoxicidad. Todo medicamento que disminuya la concentración de AGL o de glucosa, ayudará a preservar la función de la célula B.

**Otros factores importantes en la fisiopatología de la DM2**
Además del páncreas, el hígado y el ME, hay otros órganos involucrados en la fisiopatología de la DM2(39), a los cuales sólo recientemente se les está dando la importancia debida. Dentro de estos nuevos jugadores encontramos el intestino.

El íleon y colon, por medio de las células L, producen el GLP-1 (Glucagón Like Peptide 1), una de las "incretinas" de importancia en el origen de la

DM2, de la cual sabemos que incrementa la producción pancreática de insulina luego de la ingestión de comidas, por un mecanismo que involucra receptores en la célula b a través de la vía del AMP cíclico, y que es glucosadependiente; es decir, sólo actúa en condiciones de hiperglucemia. (1,7,8)

Recientemente se ha establecido que el daño de la célula b condiciona el deterioro del efecto "incretina"(40), pero que puede ser compensado por efecto de medicamentos que aumentan las concentraciones de GLP-1, como los inhibidores de la enzima DPP-IV (vildagliptina, sitagliptina, saxagliptina) y por los análogos de incretina (exenatida, liraglutida). (6,8)

El riñón también juega un papel fundamental, no sólo porque es un órgano gluconeogénico, sino porque regula la pérdida de glucosa en estado de hiperglucemia. A través de un transportador llamado SGLPT2, absorbe casi la totalidad de la glucosa filtrada; la inhibición de esta proteína augura un nuevo mecanismo para la regulación de la hiperglucemia, con la ventaja de que no aumenta de peso.(8)

*Figura N3. Fisiopatología De La Diabetes II, Triunvirato*
**Diferentes defectos patofisiológicos de la DM2 del triunvirato**
Resistencia a la insulina en músculo e hígado y secreción de insulina alterada

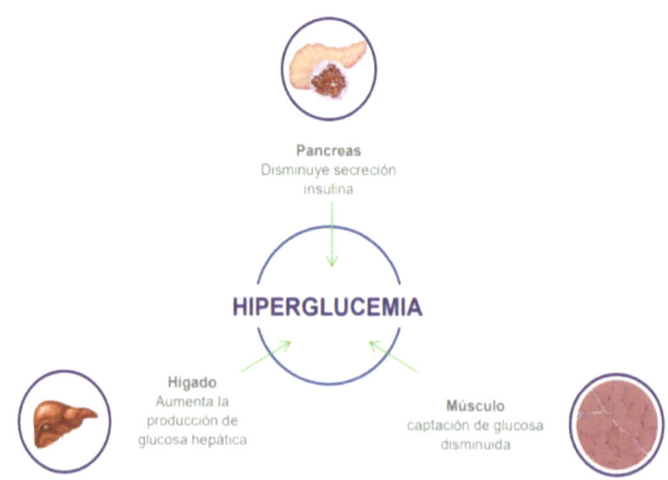


*Fuente: SANOFI, Fisiopatología De La Diabetes (9)*

# Figura N4. Fisiopatología De La Diabetes II, Octeto Ominoso
## Diferentes defectos patofisiológicos de la DM2 Al octeto ominoso

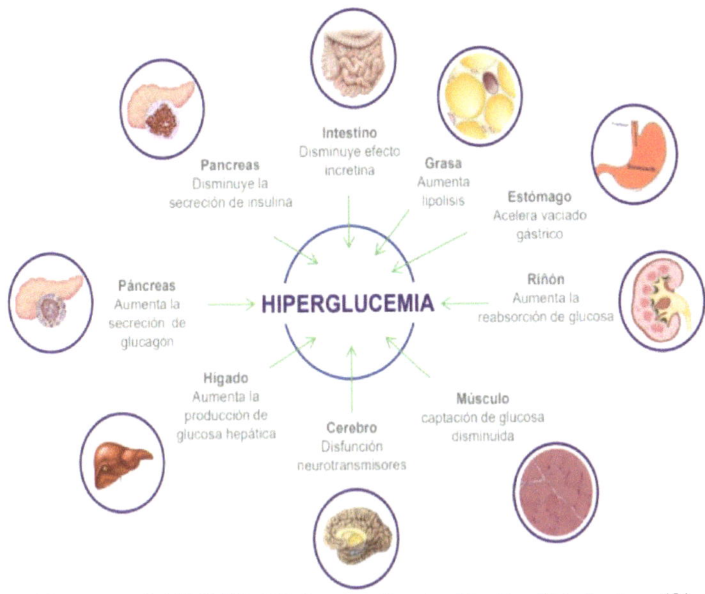


*Fuente: SANOFI, Fisiopatología De La Diabetes (9)*

# Figura N 5. Fisiopatología De La Diabetes II
## La DM2 es una enfermedad con diferentes defectos patofisiológicos a los que dirigirse para reducir la hiperglucemia

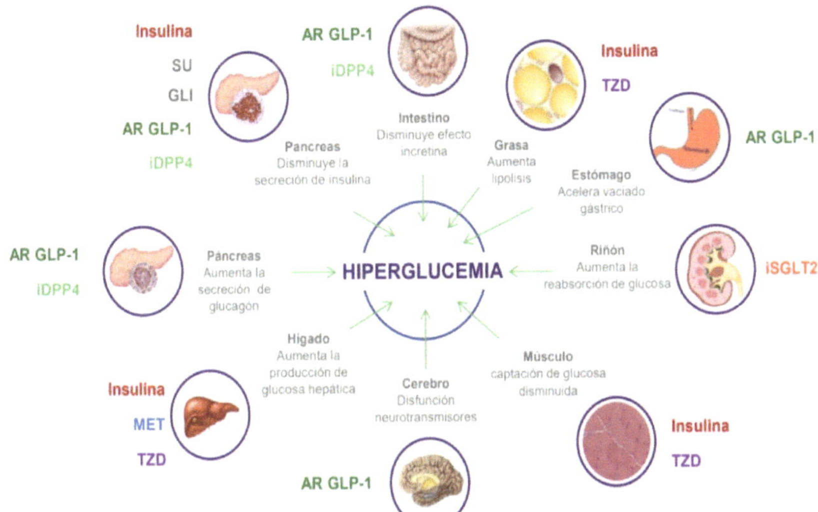


*Fuente: SANOFI, Fisiopatología De La Diabetes II, (9)*

## Cuadro Clínico

### Síntomas

Muchos pacientes con diabetes tipo 2 tienen un inicio insidioso de la hiperglucemia y pueden permanecer un poco asintomáticos al inicio de la enfermedad. Es posible que el diagnostico se lleve a cabo después de que se observe glucosuria o hiperglucemia durante análisis clínicos de rutina. Las infecciones cutáneas crónicas son comunes. Con frecuencia, el prurito generalizado y las señales de candidiasis vaginal son los síntomas iniciales de las mujeres que padecen diabetes tipo 2. Los varones quizá informen de una erupción prurítica en el prepucio. (10)

Es posible que no se diagnostique a algunos pacientes durante muchos años y la presentación inicial puede deberse a complicaciones como alteraciones visuales ocasionadas por retinopatía o dolores o infecciones del pie que se deben a neuropatía periférica. Los pacientes con una deficiencia insulínica mas grave tendrán los síntomas clásicos de poliuria, sed, visión borrosa, parestesias y fatiga. Esto es en particular cierto en el caso de individuos que consumen grandes cantidades de líquidos ricos en carbohidratos en respuesta a su sed. (2,8,10)

### Signos

Muchos individuos serán obesos o se encontrarán con sobrepeso. Incluso aquellos sujetos que no exhiban un sobrepeso significativo, a menudo tienen la distribución característica de grasas con una mayor proporción en la parte superior del cuerpo (en particular abdomen, pecho, cuello y cara) y cantidades menores de grasa en las extremidades, que pueden ser considerablemente musculosas (los pacientes metabólicamente obesos). Esta distribución centrípeta de grasas se ha denominado androide y se caracteriza por una alta circunferencia de la cintura. Difiere de la forma ginecoide de obesidad más centrifuga en la que las grasas se localizan más en las caderas y muslos, y menos en las porciones superiores del tronco. Una mayor circunferencia de la cintura aumenta el riesgo de diabetes para cualquier índice de masa corporal (BMI) dado. Así, en los pacientes con el síndrome metabólico, una circunferencia de la cintura >102 cm (40 pulg) en varones y >88 cm (35 pulg) en las mujeres, se asocia con un aumento en el riesgo de diabetes. Las imágenes por MRI y CT revelan que estos pacientes con una mayor circunferencia de la cintura tienen acumulaciones de grasa en distribuciones epiplóicas y mesentéricas. La grasa visceral se correlaciona con la resistencia insulínica, mientras que la grasa que se encuentra sobre todo en el tejido subcutáneo del abdomen tiene poca asociación, si es que alguna, con la insensibilidad a la insulina. (2,6,10)

Algunos pacientes, especialmente los obesos, pueden presentar acantosis nigricans; piel hiperpigmentada e hiperqueratósica en las axilas, ingles y nuca. Este signo se relaciona con una considerable resistencia a la insulina. Puede haber hipertensión, en especial en el paciente obeso.

Los xantomas eruptivos en la superficie flexora de las extremidades y en las nalgas, así como la lipemia retiniana a causa de hiperquilomicronemia pueden presentarse en pacientes con diabetes tipo 2 no controlada que de igual manera tienen alguna forma familiar de hipertrigliceridemia.

En las mujeres, la candidiasis vaginal con enrojecimiento e inflamación del área vulvar y con un abundante flujo blanquecino puede indicar la presencia de diabetes. En el caso de los varones, la infección del pene por candidiasis puede conducir a una apariencia enrojecida del pene, del prepucio, o de ambos, con pápulas blancas erosionadas y un flujo blanquecino.

El paciente ocasional con diabetes no diagnosticada durante algún tiempo puede exhibir retinopatía o neuropatía periférica. También es posible que el síntoma de presentación sea el coma hiperglucémico hiperosmolar; los individuos se encuentran muy deshidratados, hipotensos, letárgicos o comatosos sin respiraciones de Kussmaul. (6,10)

*Figura N 6. Síntomas De La Diabetes Mellitus II*



*Fuente: SANOFI, Fisiopatología De La Diabetes II (9)*

## Diagnóstico

Para el diagnóstico de la DM se puede utilizar cualquiera de los siguientes criterios:

- Síntomas de diabetes más una glucemia casual medida en plasma venoso que sea igual o mayor a 200 mg/dL (11.1 mmol/l). Casual se define como cualquier hora del día sin relación con el tiempo transcurrido desde la última comida. Los síntomas clásicos de diabetes incluyen aumento en el apetito, poliuria, polidipsia y pérdida inexplicable de peso.
- Glucemia de ayuno medida en plasma venoso que sea igual o mayor a 126 mg/dL (7 mmol/l). Ayuno se define como un período sin ingesta calórica de por lo menos ocho horas.
- Glucemia medida en plasma venoso que sea igual o mayor a 200 mg/dL (11.1 mmol/l) dos horas después de una carga de 75 g de glucosa durante una prueba de tolerancia oral a la glucosa (PTOG).
- Una A1c mayor o igual a 6.5%, empleando una metodología estandarizada y trazable al estándar NGSP (National Glycohemoglobin Standardization Program).

Para el diagnóstico en la persona asintomática es esencial tener al menos un resultado adicional de glucemia igual o mayor a las cifras que se describen en los numerales dos y tres. Si el nuevo resultado no logra confirmar la presencia de DM, es aconsejable hacer controles periódicos hasta que se aclare la situación. En estas circunstancias el clínico debe tener en consideración factores adicionales como edad, obesidad, historia familiar, comorbilidades, antes de tomar una decisión diagnóstica o terapéutica. [28]

La medición de glucometría pre y posprandial solo tiene indicación en pacientes ya diagnosticados con diabetes, en quienes ayuda a evaluar el impacto de la alimentación o a optimizar las dosis de ciertos medicamentos, pero no tiene ningún lugar en el diagnóstico de la diabetes.

*Tabla N 3. Criterios Para El Diagnóstico De La Diabetes Mellitus II*

| | Normal | "Prediabetes" | | Diabetes Mellitus |
| --- | --- | --- | --- | --- |
| | | Glucemia de ayuno alterada (GAA) | Intolerancia a la glucosa (IGA) | |
| Glucemia de ayuno | <100 mg/dL | 100 - 125 mg/dL | No aplica | ≥ 126 mg/dL |
| Glucemia 2 horas poscarga | <140 mg/dL | No aplica | 140 -199 mg/dL | ≥ 200 mg/dL |
| Hemoglobina glucosilada A1c | <5.7 % | 5.7 - 6.4% | | ≥ 6.5% |

*Fuente: Guías ALAD sobre el Diagnóstico, Control y Tratamiento de la Diabetes Mellitus Tipo 2 (1)*

## Métodos Diagnósticos
• Glucemia basal en plasma venoso (GBP)

Es el método recomendado para el diagnóstico de diabetes y la realización de estudios poblacionales. Es un test preciso, de bajo coste, reproducible y de fácil aplicación. La medición de glucosa en plasma es aproximadamente un 11% mayor que la glucosa medida en sangre total en situación de ayuno o basal. En los estados no basales (posprandiales), ambas determinaciones son prácticamente iguales. (2,6)

• Test de tolerancia oral a la glucosa (TTOG)

Consiste en la determinación de la glucemia en plasma venoso a las dos horas de una ingesta de 75 g de glucosa en los adultos. Aunque es un método válido para el diagnóstico de diabetes, las recomendaciones sobre su uso difieren. La ADA no la recomienda en la práctica habitual, a diferencia de la OMS, que propone su empleo en el diagnóstico de diabetes asintomática. La prueba es poco reproducible (por la dificultad del cumplimiento en la preparación), más costosa e incómoda (ver tabla 2). No obstante, se deben tener en cuenta las siguientes consideraciones que la pueden hacer válida en algunas situaciones. Con la GBP únicamente, no se diagnostica al 30% de la población diabética (diabetes desconocida) (52). Esta cifra es superior si se trata de población anciana y mayor aún si es del sexo femenino (53). Según varios estudios, el diagnóstico mediante la glucemia a las dos horas de TTOG se relaciona con mayor morbimortalidad cardiovascular y complicaciones microvasculares de diabetes que la GBP (54). El estadio de intolerancia a la glucosa (TAG) solamente puede ser diagnosticado por glucemia a las dos horas de TTOG. (2,6)

Por tanto, se recomienda utilizar la prueba de TTOG en los siguientes casos:
• Cuando exista fuerte sospecha de diabetes (complicaciones microvasculares, síntomas, resultados contradictorios o dudosos, etc.) y existan glucemias basales normales.
• En pacientes con glucemias basales alteradas (GBA) (110-125 mg/dl) repetidas, para comprobar el diagnóstico de diabetes, o con TAG, sobre todo en población mayor y del sexo femenino. (2)

• Hemoglobina glicosilada (HbA1 c)

Refleja la media de las determinaciones de glucemia en los últimos dos-tres meses en una sola medición y puede realizarse en cualquier momento del día, sin preparación previa ni ayuno.

Es la prueba recomendada para el control de la diabetes. Se ha planteado que la HbA1 c podría ser útil para diagnosticar una diabetes en los pacientes con glucemia basal alterada (110-125 mg/dl), ya que, si existiera un resultado positivo en presencia de una especificidad elevada, o negativo con una sensibilidad elevada, podría evitar la realización de la curva. De esta forma se podrían individualizar mejor las intervenciones en este grupo de pacientes. (6)

*Figura N7. Algoritmo Diagnóstico De La Diabetes Mellitus II*

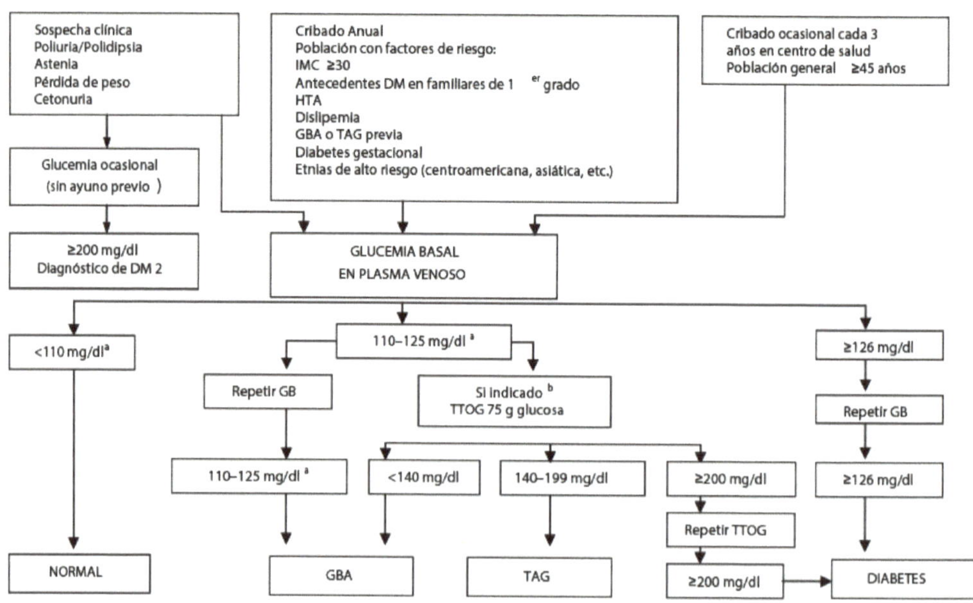


ª Criterios OMS/FID 2006.

ᵇ Indicado en caso de sospecha de diabetes con glucemias basales normales y en algunos casos de pacientes con GBA repetidas, sobre todo en población mayor y mujeres. TTOG: Test de tolerancia oral a la glucosa; GB: Glucemia basal; GBA: Glucemia basal alterada; TAG: Intolerancia a la glucosa.

*Fuente: Guía De Práctica Clínica Sobre Diabetes Tipo 2 (2)*

## Tratamiento

La diabetes mellitus tipo 2 es una enfermedad multifactorial y de carácter crónico que requiere un tratamiento integral a lo largo de la vida del paciente y con necesidad de ajustes constantes de acuerdo con los requerimientos específicos de cada paciente. Se ha identificado que la disminución de peso en pacientes diabéticos puede retrasar la progresión de la enfermedad e incluso retrasar o evitar su aparición. Además de ser un factor benéfico en las metas de tratamiento de los pacientes diabéticos, la disminución del peso puede lograr cambios clínicamente significativos en las concentraciones totales de glucosa sérica, hemoglobina glucosilada (HbA1C) y en las concentraciones de triglicéridos. En la actualidad las recomendaciones basadas en evidencia están dirigidas a la intervención farmacológica, quirúrgica y cambios en el estilo de vida en el manejo de la obesidad como parte del tratamiento integral de los pacientes con diabetes mellitus tipo 2. Los tratamientos farmacológicos tradicionales contra la diabetes mellitus tipo 2 pueden aumentar aún más el peso y esto puede disminuir los beneficios del control glucémico adecuado. (11)

Los objetivos en el tratamiento de la DM 2 son:
- Mantener al paciente libre de síntomas y signos relacionados con la hiperglicemia e impedir las complicaciones agudas.
- Disminuir o evitar las complicaciones crónicas.
- Que el paciente pueda realizar normalmente sus actividades física, mental, laboral y social, con la mejor calidad de vida posible.

Factores a tener en cuenta en el tratamiento de la diabetes tipo 2:

**Tratamiento preventivo:** múltiples ensayos clínicos aleatorizados recientes demuestran que personas con alto riesgo de desarrollar diabetes mellitus tipo 2 (pacientes con antecedentes de diabetes mellitus en familiares primer grado, obesidad, hipertensión arterial, personas mayores de 45 años de edad, mujeres con hijos macrosómicos, con síndrome de ovario poliquístico, alteración de la glucosa en  ayunas, así como, tolerancia a la glucosa alterada), pueden retrasar su aparición, a través de programas bien estructurados para modificar estilos de vida. En el 58% de estos pacientes, se logra reducir el debut de esta enfermedad durante 3 años, con el uso de los siguientes fármacos: metformina, acarbosa, repaglinida y roziglitazona que son también efectivos.

**Tratamiento no farmacológico:** el tratamiento no farmacológico (modificación del estilo de vida y en especial la reducción del peso corporal en el paciente sobrepeso) es el único tratamiento integral capaz de controlar simultáneamente la mayoría de los problemas metabólicos de las personas con diabetes, incluyendo la hiperglicemia, la resistencia a la insulina, la dislipoproteinemia y la hipertensión arterial. Además, comprende el plan de educación terapéutica, alimentación, ejercicios físicos y hábitos saludables. (2,6,12)

## Educación terapéutica continuada

La educación es la piedra angular del tratamiento y está presente en todos los servicios como elemento esencial en la atención integral al paciente diabético. Persigue como objetivos principales proporcionar información y conocimientos sobre la diabetes; entrenar y adiestrar en la adquisición de habilidades y hábitos; pretende crear en el enfermo una real conciencia de su problema, que le permite lograr cambios en su estilo de vida, para una mejor atención en su estado de salud. Debe ser progresiva, continua y ajustada a las condiciones clínicas del enfermo. Dirigido a lograr la incorporación activa del paciente y sus familiares al tratamiento. (12)

La educación debe mantenerse invariablemente, identificando deficiencias, ampliar los conocimientos para influir en los cambios de conducta, lograr un estilo de vida propio de la condición diabética, es fundamental para controlar la enfermedad y disminuir las complicaciones.

## Nutrición adecuada

Está dirigida a contribuir a la normalización de los valores de la glicemia durante las 24 horas, y a favorecer la normalización de los valores lipídicos. Estos objetivos se deben lograr sin afectar la calidad de vida de los enfermos y deben contribuir a evitar la hipoglucemia. Las modificaciones en la alimentación, el ejercicio y las terapias conductuales favorecen la disminución del peso y el control glucémico; su combinación aumenta la eficacia. Las dietas con alto contenido en fibra y una proporción adecuada de hidratos de carbono, con alimentos de bajo índice glucémico, son eficaces en el control de la glucemia. El consumo de alcohol debe ser en cantidades limitadas. (6,12)

Los paneles de recomendación de las diferentes guías mantienen, para las personas diabéticas:

- 50%-60% de aporte de las necesidades energéticas en forma de hidratos de carbono
- 15% en forma de proteínas
- Menos del 30% en forma de grasas

## Actividad física

Las ventajas fisiológicas inmediatas de la actividad física son mejoría de la acción sistémica de la insulina de 2 a 72 h, mejoría de la presión sistólica más que la diastólica y aumento de la captación de glucosa por el músculo y el hígado. Además, a mayor intensidad de la actividad física, se utilizan más los carbohidratos. La actividad física de resistencia disminuye la glucosa en las primeras 24 h. [2]

A largo plazo, la actividad física mantiene la acción de la insulina, el control de la glucosa, la oxidación de las grasas y disminuye el colesterol LDL. Si se acompaña de pérdida de peso, es más efectiva para mejorar la dislipidemia, sin embargo, estudios recientes revelan que aunque no provoque pérdida de peso, mejora significativamente el control glucémico, reduce el tejido adiposo visceral, los triglicéridos plasmáticos, mejora los niveles de óxido nítrico, la disfunción endotelial y la depresión. [6]

## Tratamiento farmacológico

Debe considerarse su empleo en el paciente cuando con la dieta y el ejercicio físico no se consiga un adecuado control de la diabetes Mellitus, tras un período razonable (4-12 semanas) después del diagnóstico.

Medicamentos para el tratamiento de la diabetes mellitus tipo 2 (12):
1.-Aumentan la secreción de insulina independiente del nivel de glucosa.
- Sulfonilureas: primera generación (clorpropamida, tolbutamida).
- Segunda generación: glibenclamida, glicazida, glipizida, glimepirida.

Meglitinidas: repaglinida, nateglinida.

2.-Disminuyen la insulino-resistencia.

• Biguanidas: metformina.
• Tiazolidinedionas: pioglitazona, rosiglitazona.

3.-Disminuyen las excursiones de glucosa actuando en el tracto digestivo.
• Inhibidores de las alfa glucosidasas: acarbosa, miglitol.
• Secuestrador de ácidos biliares: colesevelam.

4.-Aumentan la secreción de insulina dependiente del nivel de glucosa y suprimen la secreción de glucagón.
• Inhibidores de DPP4 (enzima dipeptildipeptidaza IV): sitagliptina, vildagliptina, saxagliptina, linagliptin.
• Agonistas del receptor de GLP1 (glucagon-like peptide 1): exenatida, liraglutida.
• Análogos de amilina: pramlintida.

5.- Inulinas y análogos de insulina.
• Insulina basal: insulina NPH.
• Insulina prandial: insulina cristalina.
• Análogos basales: glargina, detemir.
• Análogos prandiales: lyspro, aspart, glulisina.

Grupos farmacológicos en estudio para el tratamiento de la diabetes tipo 2 [6]:
1.-Inhibidores de la digestión y absorción de los carbohidratos: inhibidores de la α- glucosidasas (voglibosa), eficaz para reducir la hiperglucemia postprandial.

2.-Modulador de los canales de Na+ de la célula β, con el fin de incrementar la secreción de insulina mediante moléculas tipo ranolazina.

3.- Activadores de la enzima glucocinasa, enzima clave en el funcionamiento de la célula β y del hepatocito y que interviene de manera directa en la regulación de la secreción de insulina.

4.-Inhibidor del cotransportador Na+/glucosa 1 y 2 del borde en cepillo intestinal y del túbulo renal con el fin de reducir la absorción de la hexosa en el tubo digestivo y aumentar su excreción urinaria: dapaglifozin.

5.- Reductores de la resistencia a la insulina con la disminución de la regeneración hepática de cortisol mediante la inhibición de la proteína tirosinfosfatasa 1B, o bien con la aceleración de la oxidación de ácidos grasos libres al inhibir la acetilCoA carboxilasa 1 y 2.

6.-Sensibilizadores a la insulina.
- Agonistas duales o panagonistas de los receptores activados por proliferadores peroxisomicos (receptores PPAR) a, a y d, así como, la de moduladores selectivos de los PPAR-g agonistas PPAR-$\gamma$y PPAR-$\alpha$: naveglitazar, tesaglitazar, ragaglitazar.
- Activan receptores de dopamina D2: bromoergocriptina.

7.- Otros agonistas GLP1 en desarrollo: albiglutide, taspoglutide, lixisenatide.

8.- Otros: inhibidores de la dipeptidilpeptidasa-4 (alogliptina, teneligliptina, dutogliptina y gemigliptina).
Otras posibilidades terapéuticas en avance:

9.- Cirugía metabólica (cirugía bariática) en obesos: (bypass gástrico, derivación biliopancreática).

## Figura N 8. Tratamiento De Diabetes Mellitus Tipo II

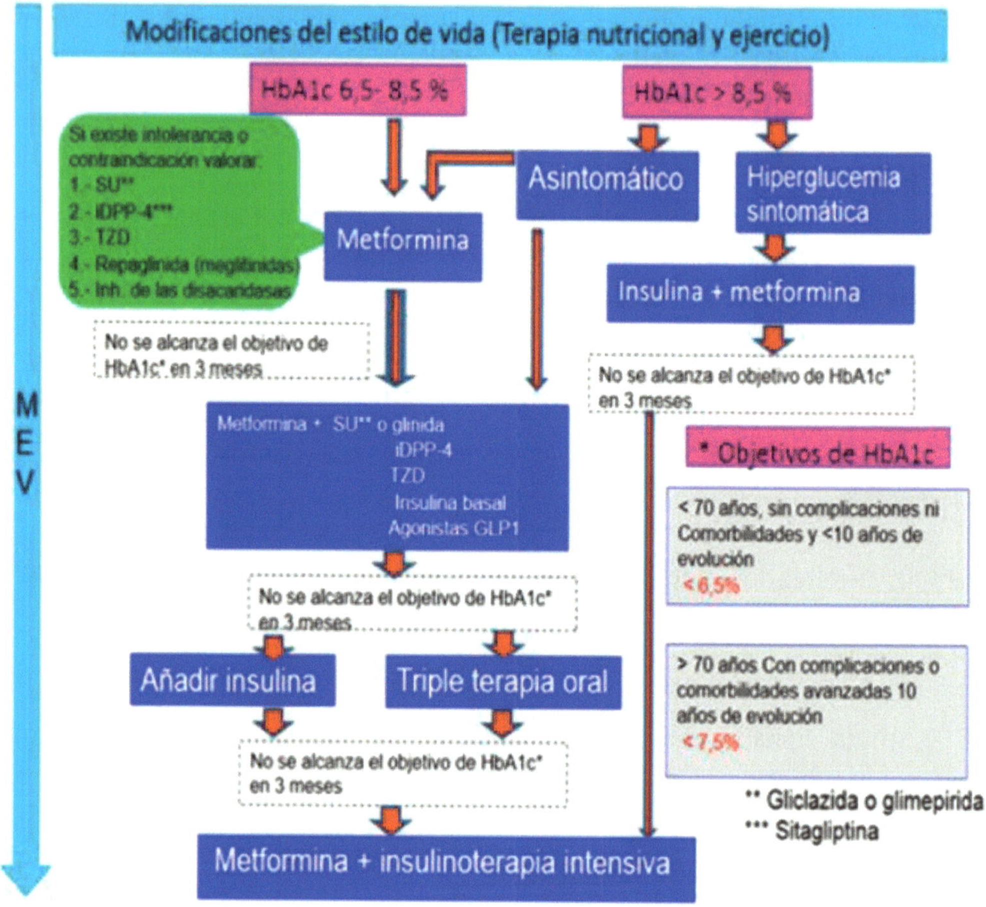

*Fuente: Tratamiento Actual De La Diabetes Mellitus Tipo 2 (12)*

1.Tipo DM, Basada M, Edici E. Alad. Encycl Cancer. 2011;118–118.

2.Consumo MDSY. Guía de Práctica Clínica sobre Diabetes Guía de Práctica Clínica sobre Diabetes [Internet]. Available from: https://www.euskadi.eus/contenidos/informacion/osteba_publicaciones/eu_osteba/adjuntos/e_06_06_Diabetes_tipo_2 resumida.pdf

3.OMS. Informe sobre la alimentación mundial de las enfermedades no transmisibles 2014. 2014 [cited 2020 Jun 29]; Available from: https://www.who.int/nmh/publications/ncd-status-report-2014/es/

4.IDF. IDF Diabetes Atlas Ninth [Internet]. Dunia : IDF. 2019 [cited 2020 Jun 29]. 168 p. Available from: https://idf.org/e-library/epidemiology-research/diabetes-atlas/13-diabetes-atlas-seventh-edition.html

5.¿Sabías? · Plan mundial de la Diabetes 2011-2021 de la FID - Asociación Diabetes Madrid [Internet]. [cited 2020 Jun 29]. Available from: https://diabetesmadrid.org/sabias-·-plan-mundial-de-la-diabetes-2011-2021-de-la-fid/

6.Pérez A, Sojo L. Diabetes mellitus tipo 2. ¿Cómo tratar la dislipemia diabética? Clínica e Investig en Arterioscler. 2005;17:40–51.

7.Brouwers MC, Kho ME, Browman GP, Burgers JS, Cluzeau F, Feder G, et al. AGREE II: Advancing guideline development, reporting and evaluation in health care. J Clin Epidemiol. 2010;63(12):1308–11.

8.Castillo Barcias JA. mellitus tipo 2 ( DM2 ). Fisiopatol la diabetes Mellit tipo 2 [Internet]. 2000;2:18–21. Available from: http://www.endocrino.org.co/files/Fisiopatologia_de_la_Diabetes_Mellitus_Tipo_2_J_Castillo.pdf

9.Fisiopatología de la diabetes mellitus [Internet]. [cited 2020 Jun 29]. Available from: https://www.sanoficonladiabetes.es/-/media/EMS/Conditions/Diabetes/Brands/Sanoficonladiabetes-ES/recursos_profesionales/Fisiopatologia_diabetes.pdf

10.Gardner DG. básica y clínica Novena edición.

11.Salinas-lezama E, Juan E. Tratamiento farmacológico de la diabetes mellitus tipo 2 dirigido a pacientes con sobrepeso y obesidad Pharmacological treatment of diabetes mellitus type 2 directed to patients with overweight and obesity . 35(4):525–36.

12.Slater LA, Stuckey SL, Chandra R V. Insulin. Neuroimaging Pharmacopoeia. 2015;20(1):289–92.

# CAPÍTULO 2

# MANEJO DEL PACIENTE DIABETICO EN TIEMPO DE LA PANDEMIA COVID-19

*Janneth Elizabeth Palma Calles*

# Manejo del paciente diabetico en tiempo de la pandemia covid-19

## Introducción

Un nuevo coronavirus SARS-CoV2 o 2019-nCoV, fue reconocido en diciembre del 2019, causante de la enfermedad respiratoria aguda denominada COVID-19. Se trata de un virus RNA betacoronavirus y está relacionado con el virus causante de síndrome respiratorio agudo severo (SARS), que apareció en 2002 y 2003, y con el síndrome respiratorio del Medio Oriente (MERS) en el 2012. Actualmente el Covid–19 es una pandemia que afecta a muchos países a nivel mundial.

La diabetes es un factor de riesgo primario para el desarrollo de neumonía severa y un curso séptico debido a infecciones por virus y ocurre en alrededor del 20% de los pacientes. La diabetes se identificó como un contribuyente importante a la gravedad y mortalidad de la enfermedad en el Síndrome Respiratorio del Medio Oriente ( MERS-CoV).

El riesgo de complicaciones fatales de COVID -19 es hasta un 50% mayor en pacientes con diabetes que en aquellos que no tienen diabetes. Las personas con todas las formas de diabetes tienen un mayor riesgo de infección debido a defectos en la inmunidad innata que afectan la fagocitosis, la quimiotaxis de neutrófilos y la inmunidad celular; sin embargo, la alta frecuencia de diabetes en casos graves de COVID-19 podría reflejar la mayor prevalencia de diabetes tipo 2 en personas mayores. Además, la diabetes en la edad avanzada está asociada con enfermedades cardiovasculares.

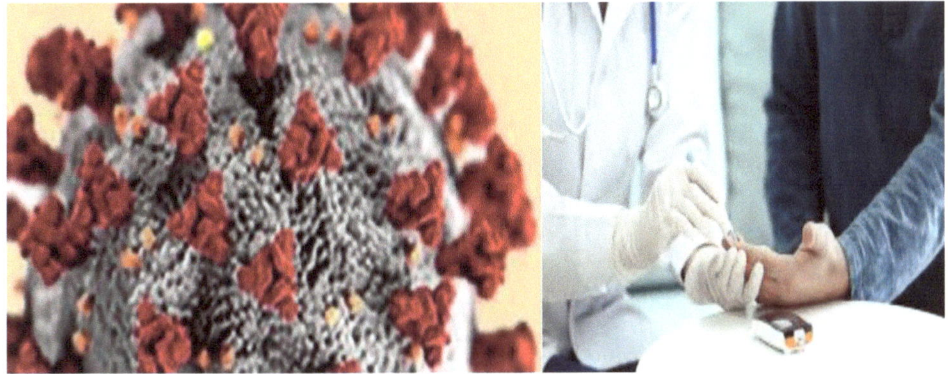

**Fisiopatologia**

Se detalla mecanismos específicos que podrían desempeñar un papel en la infección por COVID-19.

1.- Interacción con el sistema renina-angiotensina-aldosterona El SARS-CoV-2 penetra en la célula empleando como receptor a la enzima convertidora de angiotensina 2 (ACE-2 por sus siglas en inglés), una exopeptidasa de membrana presente fundamentalmente en el riñón, los pulmones y el corazón. La función de la ACE2 es la trasformación de la Angiotensina I en Angiotensina 1-9 y de la Angiotensina II en Angiotensina 1- 7. Estos productos finales tienen efectos vasodilatadores, antifibrosis, antiinflamatorios y favorecen la natriuresis. Son todos efectos, por tanto, que reducen la tensión arterial, contra regulando la acción de la Angiotensina II. La ACE2 se ha relacionado con la protección frente a la hipertensión, la arteriosclerosis y otros procesos vasculares y pulmonares. En modelos animales se ha visto que la ausencia de ACE2 da lugar a un mayor daño pulmonar en el SDRA y la sobreexpresión del ACE2 protege frente al mismo. Por el contrario, la enzima convertidora de la Angiotensina (ACE), que transforma la Angiotensina I en Angiotensina II, favorece la generación de péptidos secundarios con efecto vasoconstrictor, proinflamatorio y de retención de sodio, que se relacionan con la fisiopatología de la hipertensión arterial.

2.- Interacción con el sistema inmunitario La infección por SARS-CoV-2 activa el sistema inmune innato generando una respuesta excesiva que podría estar relacionada con una mayor lesión pulmonar y peor evolución clínica. Las observaciones clínicas apuntan a que, cuando la repuesta inmune no es capaz de controlar eficazmente el virus, como en personas mayores con un sistema inmune debilitado, el virus se propagaría de forma más eficaz produciendo daño tisular pulmonar, lo que activaría a los macrófagos y granulocitos y conduciría a la liberación masiva de citoquinas proinflamatorias. Un equipo de investigación de China ha descrito el circuito de activación de esta vía inmunitaria partir de la activación de linfocitos T helper (Th) CD4+ y CD8+ aberrantes (con mayor expresión de marcadores inflamatorios, comparados con controles sanos).

3.- Interacción con la coagulación y el sistema microvascular La activación excesiva del sistema inmune innato que causa tormentas de citoquinas ocasiona daño del sistema micro vascular y activa el sistema de coagulación e inhibición de la fibrinólisis. La coagulación intravascular diseminada (CID) conduce a trastornos generalizados de la microcirculación que contribuyen a la situación de fallo multiorgánico . Se ha observado que los niveles de antitrombina son menores en casos de COVID-19, y los niveles de dímero D y fibrinógeno son mayores que en población general. Además, la progresión de la gravedad de la enfermedad va ligada a un aumento gradual del dímero D. Estos hallazgos apoyan la teoría del desarrollo de una coagulopatía de consumo en infecciones por SARS-CoV-2, y que cuando estas ocurren empeora el pronóstico. Aunque el mecanismo no está completamente establecido, hay varias causas que pueden contribuir a este fenómeno. La IL6 desempeña un papel importante en la red de mediadores inflamatorios y puede causar trastornos de la coagulación a través de diversas vías, como la estimulación hepática para la síntesis de trombopoyetina y fibrinógeno, aumento de la expresión del factor de crecimiento endotelial vascular, expresión de los factores tisulares de los monocitos y la activación del sistema de coagulación extrínseco. La trombina generada a su vez puede inducir al endotelio vascular a producir más IL-6 y otras citoquinas. Las tormentas de citoquina y los trastornos de la coagulación de este modo se retroalimentan. El principio del tratamiento con tocilizumab sería inhibir la IL-6 para revertir el efecto de la tormenta de citoquinas y los trastornos de la coagulación asociados. Se ha observado también la alteración de las plaquetas por varias vías: daño indirecto mediante invasión de las células madre hematopoyéticas de la médula ósea o daño directo mediante la activación del complemento. Además, la inflamación producida en el pulmón junto con la hipoxia de los casos con neumonía, causa la agregación plaquetaria y la trombosis, con un aumento de consumo de las plaquetas. Todos estos factores contribuyen a desencadenar el estado de hipercoagulabilidad que se observa en los casos de COVID-19.

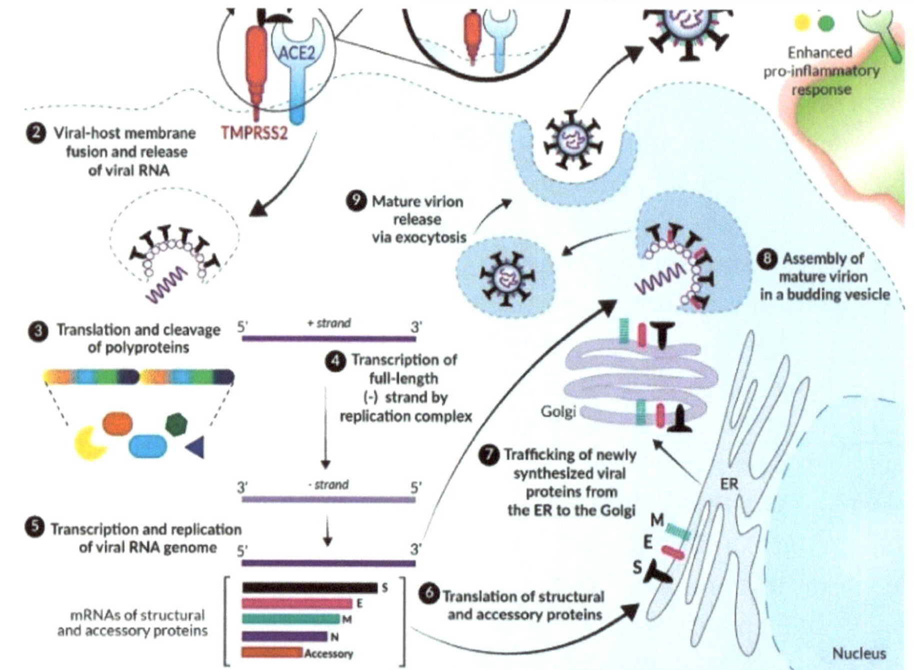


| •Etapa I -leve (infeccion temprana | •Etapa II (participación pulmonar (IIa) sin hipoxia y (IIb) con hipoxia | •Etapa III (grave) de hiperinflamación sistémica |
| --- | --- | --- |
| •Periodo de incubacion: Es de 5 días oscilando de 2 a 14 días (el 98% de los pacientes) aunque ha habido casos hasta 24 días<br>•Se une a su objetivo utilizando el receptor de la enzima convertidora de angiotensina 2 (ACE2) en las células humanas. Estos receptores están abundantemente presentes en el epitelio del pulmón humano y el intestino delgado, así como en el endotelio vascular. Como resultado del método de transmisión en el aire, así como la afinidad por los receptores pulmonares ACE2, la infección generalmente se presenta con síntomas respiratorios y sistémicos leves. | •Los marcadores de inflamación sistémica pueden estar elevados, pero no notablemente.<br>•Durante esta etapa, los pacientes desarrollan una neumonía viral, con tos, fiebre y posiblemente hipoxia (definida como una PaO2 / FiO2 de <300 mmHg).<br>•Las imágenes con radiografía de tórax o tomografía computarizada revelan infiltrados bilaterales u opacidades en vidrio esmerilado.<br>•Los análisis de sangre revelan un aumento de la linfopenia, junto con la transaminitis.<br>•Los marcadores de inflamación sistémica pueden estar elevados, pero no notablemente.<br>•Es en esta etapa que la mayoría de los pacientes con COVID-19 necesitarían ser hospitalizados para una observación y tratamiento cercanos. | •Los marcadores de inflamación sistémica parecen estar elevados. La infección por COVID-19 produce una disminución en los recuentos de células T auxiliares, supresoras y reguladoras.<br>•las citocinas inflamatorias y los biomarcadores como la interleucina (IL) -2, IL-6, IL-7, factor estimulante de colonias de granulocitos, la proteína inflamatoria de macrófagos 1-α, el factor de necrosis tumoral-α, la proteína C reactiva, la ferritina y el dímero D están elevados<br>•Troponina y péptido natriurético de tipo B N-terminal pro (NT-proBNP ) también se puede elevar. |

## Factores de Riesgo

Edad avanzada Niveles de dímero-D superiores a 1 µg/ml, Mayores niveles de la puntuación SOFA (Sepsis-related Organ Failure Assessment) se asociaron con mayores probabilidades de muerte en el niveles sanguíneos elevados de IL-6, troponina I cardíaca de alta sensibilidad, LDH y linfopenia fueron más frecuentes en la enfermedad grave de COVID-19.

## Factores Pronósticos

• Una edad mayor de 65 años (mortalidad del 10.0%, frente al 4.9% entre los = 65 años de edad; OR (IC) 1.93 (1.60-2.41)

• Enfermedad de la arteria coronaria (10.2%, vs. 5.2% entre aquellos sin enfermedad; OR (IC) 2.70 (2.08-3.51)

• Insuficiencia cardíaca (15.3%, vs. 5.6% entre aquellos sin insuficiencia cardíaca; OR (IC) 2.48 (1.62-3.79)

• Arritmia cardíaca (11.5%, vs. 5.6% entre aquellos sin arritmia; OR (IC) 1.95 (1.33-2.86)

• Enfermedad pulmonar obstructiva crónica (14.2%, vs. 5.6% entre aquellos sin enfermedad; OR (IC) 2.96 (2.00 a 4.40)

• Tabaquismo actual (9.4%, vs. 5.6% entre exfumadores o no fumadores; OR (IC) 1.79 (1.29- 2.47)

• No encontraron un mayor riesgo de muerte con el uso de IECA (2,1% frente a 6,1%; OR (IC) 0,33 (0,20-0,54) o el uso de ARA2 (6,8% frente a 5.7%; OR (IC) 1.23 (0.87-1.74).

## Tratamiento Convencional y Farmacologica

**1.- Alimentación Saludable y Equilibrado** (verduras, legumbres, frutas, grasas saludables.

**2.- Mantener Medicación Habitual**

• **Metformina:** (se asoció con una menor duración de la hospitalización, sin embargo hay que suspenderla en síntomas atribuibles COVID-19 como: fiebre, tos, y dificultad respiratoria  e iniciar al superar cuadro clínico respiratorio.

• **Tiazolinedionas:** Incrementa la expresión del receptor de angiotensina 2,blanco conocido para el sars-cov-2.no se encuentra evidencia sobre la suspensión de estos fármacos en paciente con COVID-19.

- **Inhibidores DDP-4:** Tiene importancia en el estado inflamatorio crónico de obesidad y debates en los cuales se evidencia una sobre-expresion.se puede iniciar o mantener en pacientes con requerimiento para control glucémico.
- **Inhibidores SGLT-2:** No existe evidencia para su uso.
- **Sulfonilureas:** No existe evidencia para su uso ,pero se debe tener en cuenta el efecto secundario que es la hipoglucemia aun con mayor riesgo en pacientes con baja ingesta alimentaria .en caso de  usar este grupo de fármacos administrar   gliclazida (menor riesgo glucémico   menor mortalidad).
- **Insulina:** No suspender, uso de insulina basal, ya que paciente con cuadro clínico de COVID -19 utiliza requerimientos mayores.

## 3.- Automonitoreo de Glicemias

- AMERICAN DIABETES ASSOCIATION (ADA). Establece que el automonitereo de la glucosa podría ayudar a los pacientes en el manejo y ajuste de dosis de los medicamentos sobre todo si usan insulina.
- Mantener un buen control glucémico (hba1c menor a 7% y glicemias capilar 70 % y 180 mg/dl puede disminuir la mortalidad y el riesgo de contagio.

## 4.- Corticoterapia

El uso  es controversial, no han superado los riesgos  administración  en el contexto de mortalidad e infecciones secundarias.

La administración de corticoesteroides endovenosa, no se asocia con una reducción de la mortalidad dentro de los 90 días, pero se encontró relación con la eliminación retardada de ARN viral por secreciones mucosas del tracto respiratorio superior.

1.rothan ha, byrareddy sn.the epidmiology anda pathogenesi of coranorus disease covid-19. outbreak.jautoimmun.2020,109:1024233.doir:10.106/j.jaut.2020.10243

2.organización mundial de la salud (who coranovirus disease (covid-19) technicalguidance: infection prevention anda control/wash.https://www.who.int/emergencies/diseases/novel-coranovirus-2019/technicalguidance/infection-prevention-and-control published 2020.consultado marzo 30,2020.

3.ministerio de sanidad gobierno de españa enfermedad por coranovirus covid19.informacioncienifica-tecnica.https://wwwmscbs.gob.es/profesionales/saludpublica//ccayes/alertasactual/nocov-china/documentos/it coronavirus.pdf.published 2020.consultado junio 12,2020

4.arabi ym, mandourah y,al-hameed f,et al.corticosteroid therapy for critically ill patients with middle east respiratory syndrome.am j respirar tory syndrome.am j respir crit care med.2018.197 (6):757-767. doi:10.1164//rccm.201706-11720c.

5.ada standards of medical care in diabetes-https://www.redgdps.org/los-standards-of-medical-care-in-diabetes-2020-ada-2020-20191230.

6.(the novel coronavirus pneumonia emergency response epidemiology team. vital surveillances: the epidemiological characteristics of an outbreak of 2019 novel coronavirus diseases (covid-19). china cdc wkly [internet]. febrero de 2020; disponible en: http://weekly.chinacdc.cn/en/article/id/e53946e2-c6c4-41e9-9a9b-fea8db1a8f51).

7.mehra mr et al cardiovascular disease, drug therapy, and mortality in covid-19 doi: 10.1056/nejmoa2007621

# CAPÍTULO 3

## INFECCIÓN DEL TRACTO URINARIO EN PEDIATRÍA

*Santiago Alexis Naranjo Tipán*

## Introducción

La infección del tracto urinario (ITU) es no sólo la infección bacteriana más frecuente, sino la enfermedad más común del riñón y de las vías urinarias en la edad pediátrica y un marcador o signo de anormalidades anatómicas o funcionales subyacentes. [1] Es la presencia de bacteriuria significativa sintomática o no, que se adquiere principalmente por vía ascendente, tras la colonización por gérmenes intestinales del epitelio periuretral, uretral y vesical (cistitis), pudiendo alcanzar desde el uréter hasta el tejido renal (pielonefritis); o bien, vía hematógena o directa dada por procedimientos invasivos en el tracto urinario. [2] La identificación precoz y precisa del niño con infección urinaria es de capital importancia para reducir la morbilidad y las secuelas asociadas. Las enterobacterias son las principales causas de ITU, siendo la Escherichia coli responsable del 70 a 90% de todas las ITU y de más del 90% de las ITU en el primer episodio adquiridas en la comunidad. [3] El método diagnóstico utilizado ha de ser lo más sensible y específico posible, evitando así el infradiagnóstico, que conlleva al retraso en la terapia con una posible progresión del daño renal y posterior pérdida de función [4]

## Definición

La Infección del tracto urinario (ITU) se define como la colonización bacteriana del tracto urinario, que puede comprometer desde la vejiga hasta el parénquima renal, asociado a leucocituria y sintomatología clínica variable.[5] Es una de las infecciones bacterianas más frecuentes en la edad pediátrica y su manejo se ve influido por lo inespecífico de sus síntomas y signos de presentación, la dificultad en la interpretación de los exámenes, especialmente en niños más pequeños, y por la incertidumbre que su pronóstico conlleva.[6,7] Es reconocida como una causa de enfermedad aguda y crónica de gran morbilidad. [8] Se debe realizar ecografía renal y de vías urinarias en todos los niños con primer episodio de ITU debido a que se pueden encontrar hasta 12% de anormalidades morfológicas. [7,9]

## Epidemiología

La prevalencia global de la ITU en población pediátrica se ha estimado en un 5 %, con una incidencia anual de 3,1/1.000 niñas (0-14 años) y de 1,7/1.000 niños (0-14 años). [5] La prevalencia de ITU, de acuerdo con la raza, es mayor en asiáticos, seguida de raza blanca e hispanos, y por último en afroamericanos. [3] Durante los primeros tres meses de vida se presenta mayoritariamente en hombres con respecto a las mujeres, con una relación de 1,1 a 1. Sin embargo, a partir del primer año de edad la relación se invierte y es cinco veces más común en mujeres, esto ocurre debido a que la uretra femenina tiene un menor tamaño, lo que facilita el ascenso de bacterias en comparación con el hombre.[10] En lactantes menores de 2 años con fiebre, ésta es de 7%, y en niños de 2 a 19 años con síntomas urinarios y/o fiebre, es de 7,8%. La prevalencia es más alta en los lactantes menores febriles no circuncidados y en niñas menores de 1 año.

Los pacientes que han presentado una primera ITU tienen alto riesgo de recurrencia. La incidencia de ITU recurrente (ITUR) en niños y niñas con tracto urinario normal varía entre 19 y 41% en los distintos estudios. En los menores de 1 año es de cerca del 30%, y más del 90% recurre dentro del primer año de evolución, especialmente, los primeros meses. [5,6]

## Fisiopatología

El tracto urinario, que se extiende desde el meato uretral a los riñones, se considera un ambiente estéril y resistente a la colonización bacteriana. La principal defensa contra los patógenos invasores es el vaciado completo de la vejiga al orinar.[5]

Adicionalmente, las defensas innatas que previenen la infección urinaria incluyen la formación de barrera por las células uroteliales que recubren el tracto urinario inferior y superior, el flujo unidireccional de orina, la producción de mucosa urotelial, alteraciones en la composición iónica urinaria y la secreción de péptidos antimicrobianos y proteínas que limitan la unión bacteriana o matan directamente a los uropatógenos invasores.[5]

Como parte de la etiología de esta entidad, se destaca que la mayoría de los patógenos urinarios forman parte de la microbiota intestinal normal y cuentan con factores de virulencia que le permiten colonizar el periné en la mujer y el prepucio en el hombre, para luego ascender a la vejiga y al riñón. En el periodo neonatal o en circunstancias concretas puede producirse infección por vía hematógena y en otras ocasiones puede haber infección por vía linfática. [9]

## Mecanismos de Defensa del Tracto Urinario

A excepción de la mucosa de la uretra, por lo general el tracto urinario es resistente a la colonización de las bacterias debido a que existe respuesta por parte del sistema innato en las vías urinarias. Existe una gran respuesta proinflamatoria, además la producción sistémica de interleucina 1β y IL-6 puede conducir a la activación de la respuesta de fase aguda y fiebre. La severidad de la infección se puede determinar según la concentración de la IL-6 en suero y en orina, siendo los más altos niveles los observados en pielonefritis y bacteriemias. Por otra parte, la citocina quimiotáctica IL-8 se libera en la mucosa atrayendo polimorfonucleares (PMN), resultando en piuria, lo cual contribuye a la erradicación de la afección. La infección también estimula la expresión de CXCR1 y CXCR2 por las células uroteliales; el primero es esencial para aumentar la migración de los neutrófilos a través de las capas celulares infectadas in vitro.(5,9)

Las bacterias anaerobias y otros microorganismos constituyen la mayor parte de la microbiota uretral, las cuales no se suelen multiplicar en la orina. De igual forma, se ha demostrado que valores extremos de osmolalidad, concentración de urea alta y niveles de pH bajos inhiben el crecimiento de algunas de las bacterias que causan ITU. (5,9)

La presencia de glucosa hace que la orina sea un mejor medio de cultivo, mientras que la adición de líquido prostático a la orina inhibe el crecimiento bacteriano. Asimismo, se ha evidenciado que la orina inhibe las funciones de migración, adherencia, agregación y eliminación de los PMN. (5,9)

### Microorganismos causantes de ITU

Escherichia coli uropatógena, el patógeno predominante en pacientes sin complicaciones infección del tracto urinario, es parte de un subconjunto específico de E. coli patógena extraintestinal que tienen el potencial para una mayor virulencia.(5) Se cree que la E. coli uropatógena se origina desde la flora fecal, se extiende por el perineo e invade la vejiga a través de la abertura uretral. La unión bacteriana al urotelio y la internalización son esenciales para establecer la infección urinaria.(5) Además se le atribuye la mayoría de las ITU, en especial las infecciones agudas adquiridas en pacientes hospitalizados y en ITU recurrentes, acompañadas de anormalidades estructurales, obstrucción y otros factores predisponentes. [3,9–11]

La exposición previa a antibióticos o las anomalías urinarias incrementan la probabilidad de infección por otros microorganismos, como Proteus mirabilis (6-10%) y Klebsiella pneumoniae (3-5%). Menos del 2% de los casos son causados por otras enterobacterias: Klebsiella oxytoca, Enterobacter cloacae, Citrobacter spp., Serratiamarcescens y Morganella morganii. [9,10,12]

Aunque existe poca información acerca de la asociación de la ITU con la infección con Gardnerella vaginalis, esta se ha aislado por aspiración de la vejiga en la orina de pacientes con nefropatía por reflujo y de sujetos con síntomas agudos de ITU. Otros investigadores han asociado este microorganismo con cistitis hemorrágica, pielonefritis crónica y bacteriuria sintomática. [9]

Las ITU polimicrobianas son excepcionales y se observan en sondados o pacientes con fístulas que comunican la vía urinaria con intestino o vagina. En niños varones se ha registrado la presencia de adenovirus tipo 11 como causa de cistitis hemorrágica epidémica. [9]

La Candida albicans y otras especies no son causas frecuentes de ITU en individuos sanos, pero es común que lo sean en pacientes hospitalizados (10-15%) portadores de sonda vesical, enfermedades predisponentes o anomalías estructurales del riñón y del sistema colector. [9,13]

En cuanto a Escherichia coli, los factores de virulencia y aptitud incluyen fimbrias, flagelos, diversas adhesinas, sideróforos, toxinas, recubrimientos de polisacáridos y otras propiedades que ayudan a las bacterias a evitar o subvertir las defensas del huésped, dañar o invadir las células y tejidos del huésped, y estimular una respuesta inflamatoria nociva. Las cepas uropatógenas pueden persistir en la flora fecal durante años después de la eliminación del tracto urinario y pueden causar infecciones recurrentes. [11]

## *Figura N°1: Fisiopatología del Tracto Urinario*

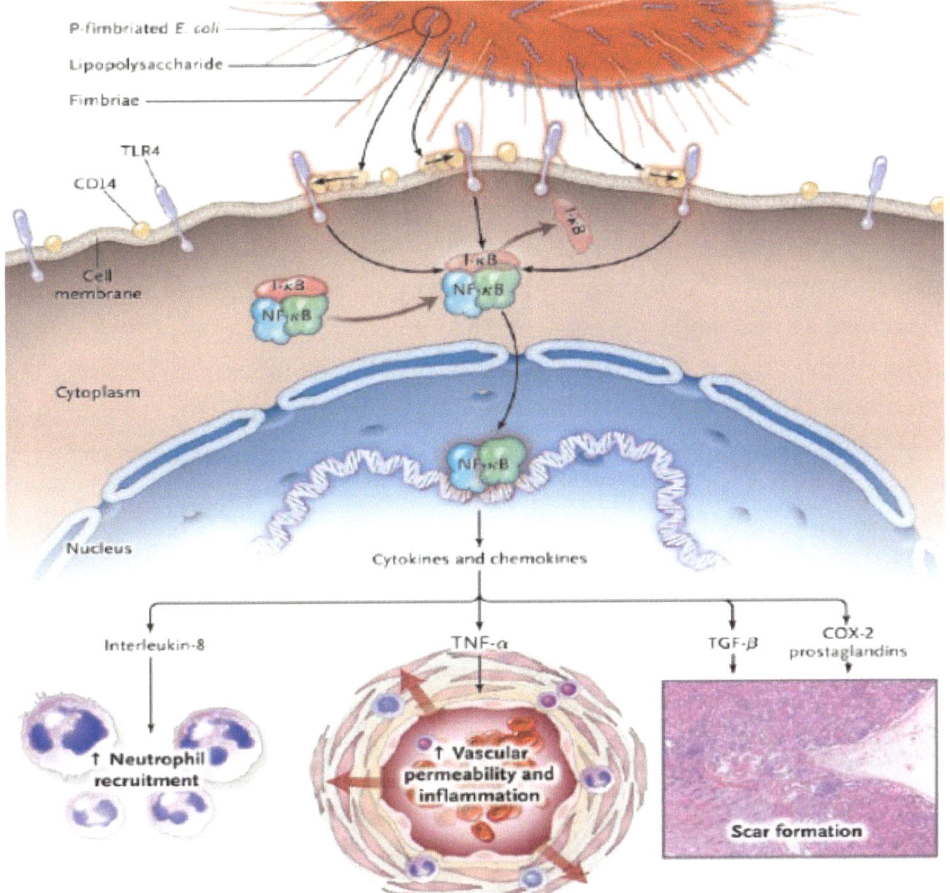


La bacteria Escherichia coli con P fimbriae se adhiere a las células uroepiteliales y no se puede eliminar. La endotoxina (lipopolisacárido) de la bacteria se une al CD14 en la superficie celular, activando el receptor tipo toll (TLR4). A través de los pasos posteriores, esto activa el factor nuclear del factor de transcripción κB (NF-κB), que migra hacia el núcleo celular, estimulando la producción de factores inflamatorios, incluidas las citocinas, las quimiocinas, el óxido nítrico y el factor de crecimiento transformante β. Estas. Los mediadores inducen una respuesta inflamatoria, que aumenta la permeabilidad vascular y el reclutamiento de neutrófilos para resolver la infección, pero los mediadores también son responsables en parte de la consiguiente cicatrización renal. COX-2 denota ciclooxigenasa-2, proteína inhibidora de I-κB κB, factor de crecimiento transformante de TGF-β β y factor de necrosis tumoral α de TNF-α.(14)

*Fuente: Febrile Urinary Tract Infections in Children. (14)*

## Clasificación

## La presentación clínica puede ser:

- Cistitis o ITU baja: infección limitada a la vejiga y a la uretra. Los pacientes refieren síntomas secundarios a inflamación local como disuria, polaquiuria, incontinencia urinaria, hematuria y dolor suprapúbico en niños que controlan esfínter. [5,6,13,15]

- ITU alta o pielonefritis aguda (PNA): infección bacteriana del tracto urinario superior que compromete el parénquima renal[5,6]. El síntoma principal es la fiebre mayor a 38°, otros síntomas comunes son la irritabilidad, dolor abdominal y vómitos.[5] Los niños mayores pueden presentar fiebre y dolor lumbar, aunque a veces es solo fiebre sin foco. [6,12,13]

- Bacteriuria asintomática (BA): presencia de bacterias con recuentos significativos en muestras repetidas de orina durante seguimiento después de una ITU o en controles de salud, en ausencia de síntomas sistémicos o urinarios. Puede haber o no alteraciones en el sedimento de orina (leucocituria). Es más frecuente en niñas en edad escolar y carece de transcendencia clínica.[6]

- ITU recurrente: definida como 3 o más infecciones urinarias bajas, 2 o más PNA o 1 pielonefritis más 1 infección urinaria baja en 1 año.[6,13]

- ITU atípica o complicada: ITU alta que evoluciona en forma tórpida. Su identificación es importante pues requiere un manejo y estudio individualizado. En este cuadro clínico, además de los síntomas sistémicos, se asocian elementos que sugieren alteraciones anatómicas o funcionales de la vía urinaria tales como:
- Chorro urinario débil.
- Masa abdominal o vesical.
- Aumento de creatinina.
- Septicemia.
- No respuesta al tratamiento antibiótico apropiado en las primeras 48 horas.
- Infección por agente no E. coli.[6,13]

## Factores de Riesgo

Existen algunas condiciones que ya se han identificado como factores de riesgo para padecer IVU en la edad pediátrica (Cuadro 1).[2,16]

## Neonatos y lactantes

En los primeros meses de vida, los lactantes tienen mayor riesgo. Esta susceptibilidad se ha atribuido a un sistema inmunitario adaptativo desarrollado de forma incompleta. Menos de 1 año, la incidencia de ITU es mayor en niños que en niñas. Sin embargo, después de 1 año de edad, las niñas tienen muchas más probabilidades de desarrollar una infección urinaria que los niños.[5]

## Circuncisión

En niños no circuncidados, la incidencia de infección urinaria se incrementa en el primer año de vida. Esto se debe en parte a que el prepucio alberga concentraciones más altas de uropatógenos que pueden invadir el meato uretral y provocar ITU.

*Cuadro N°1: Factores de riesgo para infección de vías urinarias*

| Principales Factores De Riesgo | |
| --- | --- |
| Edad<br>Recien nacidos<br>Preescolares<br>Escolares | Relación niño/niña<br>4/1<br>1/15<br>1/30 |
| Predisposición Familiar | Familiares de primer grado tienen más riesgo de IVU. Antecedentes de reflujo vésicoureteral<br>(RVU) |
| Circuncisión | En IVU recurrentes o RVU |
| Malformaciones Renales | Favorecen obstrucción e IVU de repetición |
| Vejiga neurogénica | Mayor riesgo de IVU |
| Constipación | Mayor riesgo de IVU lactante o escolar |
| Actividad sexual en adolescentes | IVU de repetición |

*Fuente: Abordaje pediátrico de las infecciones de vías urinarias.* [2,5]

## Estreñimiento y disfunción intestinal

Cuando hay estreñimiento, la carga bacteriana de las heces aumenta y puede aumentar el riesgo de infección urinaria. Además, un colon lleno de heces puede comprometer el vaciado de la vejiga y aumentar el riesgo. La exclusión del estreñimiento o la disfunción intestinal es muy recomendada por varias sociedades profesionales en cualquier niño con ITU febril y / o recurrente. El tratamiento del estreñimiento es necesario.[5]

## Anomalías anatómicas y funcionales del tracto urinario

Las infecciones asociadas con anomalías del tracto urinario a menudo aparecen en niños menores de 5 años. Las anomalías congénitas y adquiridas del riñón y del tracto urinario o el vaciamiento de la vejiga deteriorado pueden provocar estasis u obstrucción de la orina, disminuyendo la eliminación de patógenos invasores. La presión elevada de la vejiga derivada de un drenaje deficiente de la vejiga puede causar reflujo vesicoureteral secundario y aumentar el riesgo potencial de daño renal asociado con una infección ascendente.[5]

*Figura N°2: Clasificación internacional del reflujo vesicoureteral*

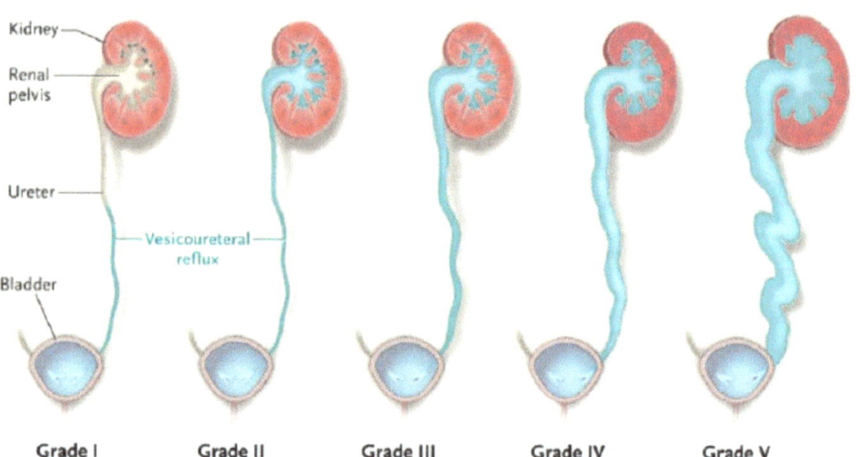


Esta clasificación califica el reflujo vesicoureteral de la siguiente manera: grado I, reflujo en un uréter no dilatado solamente; grado II, reflujo en la pelvis renal y cálices sin dilatación; grado III, reflujo en un uréter y pelvis renal levemente a moderadamente dilatados sin o solo un ligero embotamiento de fornices; grado IV, dilatación moderada y tortuosidad del uréter y la pelvis renal, con obliteración del ángulo agudo de los fornices pero mantenimiento de impresiones papilares en la mayoría de los cálices; y grado V, dilatación grave y tortuosidad del uréter, pelvis renal y cálices con pérdida de impresiones papilares.(14)

*Fuente: Febrile Urinary Tract Infections in Children.* [14]

## Trastornos de la médula espinal.

Los niños y adolescentes con mielomeningocele o que experimentan una lesión de la médula espinal generalmente tienen o desarrollan vejiga neurogénica que aumenta el riesgo de infección urinaria. Estos pacientes a menudo realizan cateterismos intermitentes, lo que puede aumentar aún más el riesgo de infección urinaria cuando se realiza incorrectamente.[5]

## Actividad sexual

En mujeres adolescentes y mujeres jóvenes, el riesgo de infección urinaria se correlaciona con la actividad sexual. Las relaciones sexuales pueden facilitar la transferencia directa de bacterias desde el intestino o la vagina al meato uretral.[5]

## Factores de riesgo para cicatrices renales

Reflujo vésico-ureteral, ITU recurrentes, ITU febriles, demora en el tratamiento y malformaciones obstructivas. [2] La infección urinaria aguda puede provocar daño renal, bacteriemia, urosepsis e incluso la muerte. [5]

## Cuadro Clínico

Las manifestaciones clínicas difieren según la edad y la localización del proceso infeccioso, según se muestra en el Cuadro 2. Otros factores también pueden influir para las manifestaciones clínicas como estado nutricional, malformaciones renales, número de eventos previos de IVU y el intervalo entre cada episodio de infección, como se menciona anteriormente (Cuadro N1). (1,2) Se debe realizar una exploración física completa valorando los aspectos nutricionales, crecimiento, neurodesarrollo, estado general y signos vitales en la que no debe faltar la toma de presión arterial y fiebre sin otro foco infeccioso. Requiere confirmación con exámenes de laboratorio ya que la clínica posee baja capacidad discriminatoria. [5,6]

La palpación abdominal en busca de masas, y si ésta se localiza suprapúbica y persiste posterior a la micción, se debe sospechar en obstrucción en el trayecto urinario, dolor lumbar y constipación.[1,2]

La presencia de fiebre $\geq 38.5$ °C se considera un marcador de compromiso parenquimatoso, mientras que la presencia de síntomas localizados como disuria, polaquiuria, orina fétida, incontinencia urinaria, se asocian con compromiso vesico-uretral. (7,12,13)

En genitales masculinos la presencia de fimosis, estenosis meato urinario, orquitis o visualizar las características del chorro urinario. En genitales femeninos la fusión de labios, cuerpo extraño, vulvovaginitis o datos sugestivos de inicio de vida sexual. En columna vertebral, región sacrococcígea, la ipresencia de hoyuelo sacro o quiste pilonidal. Miembros inferiores para detectar debilidad o falta de coordinación que orienten a daño neurológico.(2)

*CUARO Nº2: Síntomas y signos en lactantes y niños con ITU*

| GRUPO DE EDAD | | MÁS FRECUENTE ===> MENOS FRECUENTE | | |
|---|---|---|---|---|
| Lactantes < 3 meses | | -Fiebre<br>-Vómitos<br>-Letargia<br>-Irritabilidad | -Rechazo alimentación<br>-Retraso crecimiento | -Dolor abdominal<br>-Ictericia<br>-Hematuria<br>-Orina con mal olor |
| Lactantes > 3 meses, preescolares y escolares | Preverbal | -Fiebre | -Dolor abdominal<br>-Vómitos<br>-Rechazo alimentación<br>-Dolor lumbar | -Letargia<br>-Irritabilidad<br>-Hematuria<br>-Orina con mal olor<br>-Retraso crecimiento |
| | Verbal | -Polaquiuria<br>-Disuria | -Vaciamiento disfuncional<br>-Incontinencia<br>-Dolor abdominal<br>-Dolor lumbar | -Fiebre<br>-Malestar<br>-Vómitos<br>-Hematuria<br>-Orina con mal olor<br>-Orina turbia |

*Fuente: Recomendaciones sobre diagnóstico, manejo y estudio de la infección del tracto urinario en pediatría. Rama de Nefrología de la Sociedad Chilena de Pediatría.(6) Infección Urinaria en niños. (10)*

- **Periodo neonatal:** suelen ser síntomas inespecíficos entre los cuales se puede mencionar: fiebre, irritabilidad, bradicardia, anorexia, deshidratación, hipoglicemia, aspecto séptico, letargia, vómitos, aplanamiento de la curva de peso o ictericia prolongada no explicada. En este periodo es importante realizar una adecuada valoración para saber reconocer otras causas de infección (meningitis, infección del tracto respiratorio superior, neumonías, entre otros) y tener presente que el encontrar la causa de la fiebre no descarta el diagnostico de ITU, ya que se pueden encontrar dos diagnósticos diferentes en un mismo paciente al mismo tiempo.(10) La inmadurez del sistema inmunológico, implica mayor susceptibilidad a ITU.(3)

- **Lactantes:** es frecuente que se presente como un cuadro infeccioso prolongado, fiebre, vómitos, alteración en las deposiciones, anorexia, orina con cambios de olor, retardo en el crecimiento, hematuria e irritabilidad. Es importante tomar en cuenta que tanto en los neonatos como en los lactantes los signos clínicos presentes pueden ser producto de una malformación urológica subyacente o una infección.(7,10)

- **Preescolar y escolar: Los** síntomas van a depender de la localización de la infección urinaria. Se pueden presentar síntomas como: fiebre, dolor lumbar, escalofríos, vómitos y dolor abdominal, los cuales sugieren una pielonefritis aguda y, por el contrario, otros como: disuria, polaquiuria, enuresis, dolor en hipogastrio, urgencia e incontinencia sugieren una infección del tracto urinario bajo (cistitis).(3,10)

## Diagnostico

El diagnóstico de ITU debe plantearse frente a una historia y examen físico sugerente, asociado a un examen de orina compatible y se confirma con un urocultivo positivo.

# Figura N°2: Algoritmo diagnóstico de Infección del tracto urinario

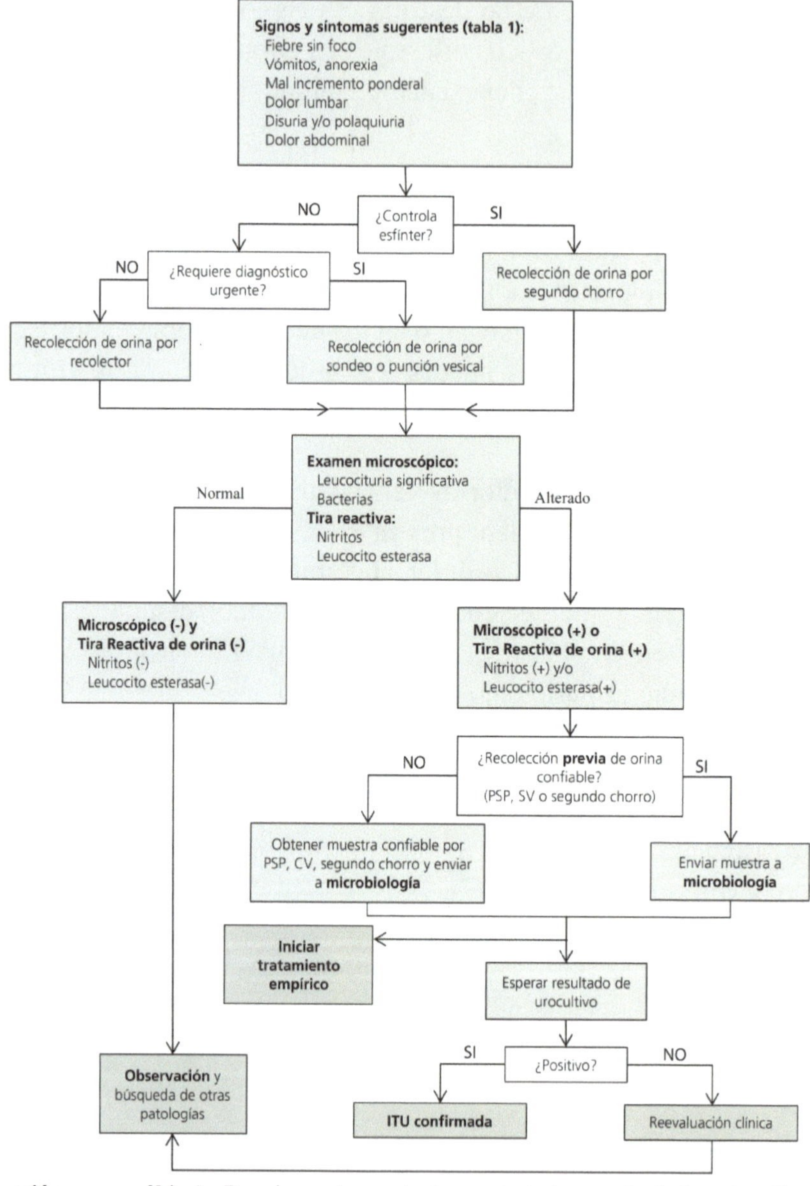



**PSP (Punción supra púbica).**- Requiere entrenamiento y se trata de un método invasivo. Considerar si no es posible sondaje vesical, o como método de elección en neonatos y niños pequeños en función de la experiencia previa.

**CV (Cateterismo vesical).**- Método mínimamente invasivo con bajas tasas de contaminación. Si existe infección del área genital, fimosis extrema, sinequias vulvares importantes o fallo en cateterización considerar la punción supra púbica.

*Fuente: Recomendaciones sobre diagnóstico, manejo y estudio de la infección del tracto urinario en pediatría. Rama de Nefrología de la Sociedad. Chilena de Pediatría.* [6]

## Historia clínica

Importante preguntar características de los síntomas, lo cual puede orientar a ITU alta o baja, episodios febriles, previos, edad del control vesical, hábito miccional, características del chorro, anormalidades renales. [12,17]

Además a la historia, el médico debe incluir preguntas sobre el número de infecciones urinarias previas, edad de la primera infección urinaria, episodios previos de infección urinaria febril o no febril, malformaciones documentadas del tracto urinario (típicamente identificadas en imágenes prenatales o postnatales), cirugía previa y antecedentes familiares de infección urinaria. [5]

## Laboratorios

El diagnóstico a la vez está asociado a un análisis de orina anormal (con leucocituria y bacteriuria) y se confirma con el urocultivo.[5] La muestra de orina debe ser tomada con buena higiene previa de los genitales con agua y jabón (sin antisépticos) y enviada inmediatamente para su procesamiento (Cuadro 3). Debe tenerse en cuenta que la misma sólo puede permanecer menos de 1 hora a temperatura ambiente y hasta 4 horas si está refrigerada, para ser considerada fidedigna.[2,10,13,17]

*Cuadro N°3: Descripción del examen general de orina y urocultivo para diagnosticar infección de vías urinarias y descartar diferentes entidades diagnósticas.*

| Examen General de Orina | | |
|---|---|---|
| **Fisico** | | |
| **Variable** | **Normal** | **Patológico** |
| Aspecto | Orina límpida y transparente | • Turbidez: células, cristales, cilindros, detritus, proteínas, grasas y moco en las muestras de orina<br>• Espumosas: proteínas<br>• Lechosas: colesterol |
| Color | Ámbar-amarillo (urocromo) | • Amarillo oscuro: deshidratación<br>• Amarillo claro: sobrehidratación<br>• Rojo: hematuria no glomerular, hemoglobinuria, mioglobinuria, uso rifampicina e infecciones por Serratia marcescens<br>• Café oscuro: melanuria, hemorragia antigua y hematuria glomerular |
| Color | Ámbar-amarillo (urocromo) | • Amarillo verdoso: síndrome ictérico y hepatitis<br>• Verde azulado: infección por Pseudomona aeruginosa<br>• Blanco lechoso: síndrome nefrótico<br>• Vino tinto: porfiria |

| Olor | Débilmente aromatizado, presencia de ácidos orgánicos volátiles y amoniacal por descomposición de la urea | • Fruta dulce: diabetes mellitus<br>• Azúcar quemada: leucinosis<br>• Ratón: fenilcetonuria<br>• Pescado: hipermetionemia<br>• Sudor de pies: aciduria por ácido butírico |
|---|---|---|
| **Quimico** | | |
| **Variable** | **Normal** | **Patológico** |
| pH | 4.5 a 8 (varía) | • <6 (ácido): dietas hiperproteicas, ceto-acidosis diabética, infecciones por E. Coli, fiebre, acidosis respiratoria, administración de fármacos como anfotericina B, espironolactona y Aines<br>• >6.5 (alcalino): dietas vegetarianas, ingesta de diuréticos, alcalosis respiratoria, vómito, acidosis tubular renal distal o tipo I y casos donde la urea se convierta en amoníaco (Proteus spp) |
| Densidad urinaria | Recién nacidos y lactantes (1.005-1.010 g/L)<br><br>Niños mayores (1.010-1.025 g/L) | • <1.001: pielonefritis aguda, falla renal aguda, nefritis túbulo-intersticial, hiperaldosteronismo, uso de diuréticos, insuficiencia supra-renal, diabetes insípida neurogénica y en la sobrehidratación<br>• >1.020: estados febriles, deshidratación, hipovolemia, sobrecarga de solutos, administración de manitol, proteinuria, empleo de medios de contrastes. |
| Nitritos | Negativo (retención de 4 horas) | • Método indirecto para determinar la presencia de bacterias en la orina. Las enterobacterias como la E. Coli (reduce nitratos a nitritos) |
| Esterasa leucocitaria | Negativo | • Esterasa y nitritos positivos son fundamentales en el diagnóstico inicial de infección urinaria febril en los niños mientras se obtiene el urocultivo |
| Protenías | <10 mg/dl<br>30-99 mg/dl → +<br>100-299 mg/dl → ++<br>300-999 mg/dl → +++ | • Proteinuria transitoria: deshidratación, fiebre, exposición prolongada al frío y realización de ejercicios (trazas: 10-29 mg/dl)<br>• Los falsos positivos de proteinuria se presentan en orinas concentradas, contaminadas y alcalinas y por administración de medios de contraste |
| Glucosa | Negativo Aparece cuando el valor de la glicemia supera el umbral renal tubular de reabsorción de glucosa (160-180 mg/dl) o cuando hay daño en el túbulo proximal renal | • Glucosuria: hiperglicémicos, síndrome de Cushing, acromegalia, hipertiroidismo, feocromocitoma, enfermedades hepáticas y pancreáticas. En niños uso de captopril |

| Cetonas | Negativo<br>Leve: 20 mg/dl<br>Moderada: 30-40 mg/dl<br>Severa: >80 mg/dl | • Cetonuria: alteraciones en el metabolismo de los ácidos grasos y de los carbohidratos<br>• Uso para control de diabetes |
|---|---|---|
| Urobilinógeno | <1mg/dl Bilirrubina directa | • Presente: patologías hepatocelulares (hepatitis) y a entidades con hiperbilirrubinemia indirecta (anemias hemolíticas); también puede indicar daño temprano del parénquima hepático<br>• Ausente: ictericia obstructiva, hepatopatias graves y uso prolongado de antibióticos orales como sulfonamidas |
| Bilirrubinas | Negativo Bilirrubina indirecta | • Presencia: obstrucción intra o extra hepatobiliar (ictericia obstructiva), enfermedad hepatocelular, síndrome de Rotor, enfermedad Dubin-Johnson y cáncer del páncreas o de los conductos biliares |
| Sangre | No discrimina entre hematuria, hemoglobinuria y mioglobinuria.<br>En ausencia de hematíes, hemoglobinuria o mioglobinuria. | • Hemoglobinuria: anemias hemolíticas, déficit glucosa 6 fosfato deshidrogenasa, hemoglobinuria paroxística nocturna, paludismo, infecciones e infartos renales<br>• Mioglobinuria: traumas, convulsiones, miopatías o quemaduras eléctricas |

| Microscopico | | |
|---|---|---|
| **Variable** | **Normal** | **Patológico** |
| Glóbulos rojos | 3-5GB por campo | • >5GR por campo: hematuria glomerular (80% hematíes dismórficos, proteinuria,cilindros hemáticos) y no glomerular (20% hematíes dismórficos, proteinuria poco frecuente, presencia de coágulos) |
| Glóbulos blancos | 0-4 por Campo principalmente Neutrófilos<br>**Localización:**<br>-Leucocituria con cilindros leucocitarios: inflamación del tracto urinario superior (pielonefritis).<br>-Leucocituria con células epiteliales escamosas: tracto urinario inferior (uretritis). | • Leucocitaria: >5GB por campo, procesos inflamatorios infecciosos como pielonefritis y no infecciosos como las quemaduras o instrumentación de la vía urinaria<br>• Piuria: >10GB por campo<br>• Leucocitaria con bacteriuria: infección urinaria en niños<br>• Leucocituria sin bacteriuria: infecciones (virus, tuberculosis, anaerobios, Chlamydia T, Neisseria G, Ureaplasma U y Mycoplasma spp), litiasis renal, glomerulonefritis, deshidratación y administración de corticoides y ciclofosfamida |
| Bacterias | Ninguna<br>Bacteriuria:<br>Escasa +<br>Baja ++<br>Moderada +++<br>Abundante ++++ | • Presencia de una cruz: muestras contaminadas, bacteriuria asintomática, infección urinaria en estadio inicial o a pacientes subtratados con antibióticos<br>• Presencia de dos o más cruces asegura 80% de resultado positivo del urocultivo |
| Células epiteliales | 1-2 células por campo | • Tubulares o renales: células epiteliales del túbulo renal; presentes en pielonefritis, necrosis tubular aguda, rechazo a injertos y nefritis túbulo-intersticial<br>• Transicionales: células del epitelio de la pelvis renal, vesical, ureteral y de la porción superior de la uretra; presentes en |

| | | |
|---|---|---|
| Células epiteliales | 1-2 células por campo | los procesos inflamatorios de estos sitios y en litiasis renal<br>• Caudadas: células del cuello vesical (escamosas: células del tercio distal de la uretra y del epitelio vaginal); su presencia sugiere contaminación genital, vaginitis o uretritis |
| Cilindros | Ninguno<br>Se forman dentro del túbulo renal (distal y colector) | • Cilindros hemáticos: glóbulos rojos; significan daño del glomérulo renal (nefritis lúpica)<br>• Cilindros leucocitarios: glóbulos blancos; relacionados a procesos inflamatorios del parénquima renal de origen infeccioso o no infeccioso<br>• Cilindros hialinos: posterior a la realización de ejercicios físicos, en personas con fiebre o con deshidratación (1-2 por campo); en concentraciones mayores o persistencia se debe descartar glomerulopatía aguda o crónica<br>• Cilindros granulosos: producto de células tubulares necrosadas; presencia de enfermedades del parénquima renal agudas o crónicas como la glomerulonefritis<br>• Cilindros epiteliales tubulares: necrosis tubular aguda, enfermedad renal crónica, nefritis túbulo intersticial, síndrome nefrítico, intoxicación por metales pesados, rechazo de injerto e infecciones virales por citomegalovirus, hepatitis y sarampión<br>• Cilindros grasos: síndrome nefrótico y en el hipotiroidismo<br>• Cilindros céreos: falla renal crónica |
| Cristales | Ninguno | • Cristales de ácido úrico: leucemias, fiebre, gota<br>• Cristales de uratos amorfos: estados febriles<br>• Cristales de oxalato cálcico: diabetes mellitus, hepatopatías y litiasis<br>• Cristales de carbonato cálcico: dieta vegetariana e infecciones urinarias<br>• Cristales de fosfato-ácido cálcico: hiperfosfaturia, hipercalciuria, obstrucciones urinarias y en pacientes con catéter vesical<br>• Cristales de fosfatos triples: pH alcalino, infección por bacterias productoras de amonio<br>• Cristales de uratos y oxalatos cálcicos, ácido úrico, xantinas y cistina: pH ácido<br>• Cristales de leucina: leucinosis y hepatopatías graves<br>• Cristales de cistina: cistinuria<br>• Cristales de tirosina: tirosinosis y hepatopatías graves<br>• Cristales de colesterol: síndrome nefrótico y quiluria<br>• Cristales de bilirrubinas: hiperbilirrubinemias<br>• Cristales de sulfonamidas: pacientes tratados con sulfonamidas<br>• Cristales de indinavir: pacientes con VIH tratados con este fármaco |
| Otro | Moco | • Muestra de contaminación |

*Fuente: Infección del tracto urinario en niños, una de las enfermedades infecciosas más prevalentes.* [9]

## Tiras reactivas

Su uso para el diagnóstico rápido de IVU es de gran utilidad. En su interpretación se debe atender fundamentalmente a la esterasa leucocitaria y al test de nitritos.(12) La esterasa leucocitaria es liberada por los leucocitos, siendo por lo tanto dato indirecto de inflamación en las vías urinarias, aunque no necesariamente de origen infeccioso (Cuadro 4). El test de nitritos se basa en la capacidad de las bacterias (excepto las gran positivas y pseudomonas) de reducir los nitratos a nitritos.(2,12,13)

*Cuadro N°4: Interpretación de las tiras reactivas*

| Tira Reactiva | Sospecha Diagnóstica |
|---|---|
| Nitritos y esterasa leucocitaria (+) | IVU, sensibilidad 80-90%, especificidad 60-98%, iniciar tratamiento |
| Nitritos (+), esterasa leucocitaria (-) | Probable IVU. Toma de urocultivo e iniciar tratamiento |
| Nitritos (-), esterasa leucocitaria (+) | Dudosa IVU, ver cuadro clínico |
| Nitritos y esterata leucocitária (-) | IVU descartada |

*Fuente: Abordaje pediátrico de las infecciones de vías urinarias.(2)*

## Urocultivo

Es fundamental tanto para el diagnóstico como para el tratamiento dirigido de la IVU (Cuadro 5). Es un método cuantitativo, y en las guías disponibles no hay unanimidad sobre el punto de corte.(7,12)

*Cuadro N°5: Urocultivo y los métodos de recolección de orina*

| Metodos de Recolección para Urocultivo | | | |
|---|---|---|---|
| Método de recolección | Urocultivo | Ventaja | Desventaja |
| Chorro miccional | 100,000 UFC/mL de un germen | No invasivo relativamente sencillo aunque dispendioso | Fácilmente se contamina |
| Bolsa recolectora | >10,000 UFC/mL de un germen con síntomas >100,000 UFC/mL sin síntomas | No invasivo, sencillo Método inicial en situaciones no urgentes Resultado negativo, se descarta IVU | Fácilmente se contamina Falsos positivos 75% |

| Cateterismo vesical | 10.000 a 50.000 UFC/ml de algún germen | Sensibilidad y especificidad 83-99% Método de confirmación en situaciones urgentes | Invasivo, riesgo de contaminación Trauma uretral o hematuria |
|---|---|---|---|
| Punción suprapúbica | Cualquier crecimiento UFC/mL | Método de confirmación en situaciones urgentes. Útil en niños con fimosis o fusión de labios | Más invasivo |

*Fuente: Factores asociados y descripción general de infección del tracto urinario en niños.(3) Abordaje pediátrico de las infecciones de vías urinarias. (2)*

## Diagnóstico por imagen

**Ecografía:** según el consenso de Infección Urinaria de la Sociedad Argentina de Pediatría, debería realizarse una ecografía renal y vesical (con medición de volumen vesical pre y posmiccional, en los pacientes que tengan control de esfínteres), independientemente del sexo, edad y tipo de ITU (alta o baja), aunque tengan ecografía prenatal normal. [13] Los expertos de la Sociedad Argentina de Pediatría, sustentan este criterio en la necesidad de tener una ecografía confiable, realizada por un operador experimentado, lo que parece ser más adecuado a nuestra realidad nacional.[2,13,18]

**La cistouretrografía miccional:** es el método de oro para realizar el diagnóstico de reflujo vesico-ureteral, sólo estaría indicada si la ecografía es anormal o en caso de IVU atípica. Además, debe ser considerada en el segundo episodio de IVU febril, o en el caso de la existencia de factores de riesgo. [2,13]

**Gammagrafía:** El daño renal se puede objetivar mediante gammagrafía en fase aguda, aunque solo persiste daño renal permanente en el 15%. Por este motivo, actualmente no se recomienda realizar esta prueba en fase aguda, salvo casos excepcionales en los que las pruebas microbiológicas no puedan confirmar la sospecha clínica (por ejemplo, antibioterapia previa a la toma de la muestra de orina y que sea necesaria la confirmación diagnóstica). [12]

**Tratamiento**

El tratamiento inmediato debe iniciarse una vez que el diagnóstico de infección urinaria se ha confirmado o si hay un alta sospecha clínica. (5,19) El objetivo de iniciar el tratamiento a la brevedad está dirigido a erradicar la infección y prevenir urosepsis, mejorar sintomatología, especialmente importante en ITU febril, niños con aspecto séptico, inmunodeficiencias o anomalías nefrourológicas conocidas, evitar cicatrices renales o absceso renal y prevenir la hipertensión e insuficiencia renal.(2,12) Se deben considerar para la elección del antibiótico y el inicio de tratamiento la edad del paciente y el sitio de la infección (infección de vías urinarias bajas o pielonefritis).(2) Es importante el conocimiento de la frecuencia de los gérmenes y la resistencia antibiótica, a nivel local, para decidir el tratamiento empírico inicial.[9,13]

Las cefalosporinas y la amoxicilina-ácido clavulánico son los antibióticos orales más utilizados. Cuando se requiere tratamiento intravenoso, no se ha demostrado que ningún antibiótico en particular sea superior; cefalosporinas y aminoglucósidos se recomiendan con frecuencia. (14).

**Medidas generales**

Hidratación adecuada. Paracetamol en caso de fiebre o dolor. No usar antiinflamatorios no esteroidales.[6]

*Cuadro N°6: Tratamiento antibiótico empírico de la IVU en niños*

| Tipo | Antibioticoterapia | Duración |
|---|---|---|
| Infección del tracto urinario bajo o no complicado (cistitis) | Niños < 6 años<br>-Amoxicilina-clavulánico (relación 4:1): 35-40 mg/kg/día de amoxicilina,c/8 h<br>-Cefuroxima: 15 mg/kg/día, c/12 h<br>-Fosfomicina cálcica: 80-100 mg/kg/día, c/8 h<br>-*Trimetoprim sulfametoxazol 4 mg/kg/dosis, c/12h (dosis expresada en equivalentes de trimetoprim) | 3-5 días |
| | Niños ≥ 6 años<br>-Fosfomicina:<br>Niños 6-12 años: 2 g en dosis única<br>Niños > 12 años: 3 g en dosis única<br>-También pueden emplearse cualquiera de los fármacos utilizados en < 6años | Dosis única |

| Infección del tracto urinario alto o pielonefritis aguda | Sin ingreso hospitalario<br>-Cefixima: 16 mg/kg/día, c/12 h el primer día, luego 8 mg/kg/día, c/12 h.<br>Esta pauta no está autorizada en ficha técnica (uso off-label)<br>-(a)Ceftibuteno: 9 mg/kg/día, c/24 h.<br><br>Con ingreso hospitalario<br>Menor de 3 meses<br>-Ampicilina 100 mg/kg/día c/6 h + (b)gentamicina 5 mg/kg/día c/24 h<br>- Alternativa: ampicilina 100 mg/kg/día c/6 h + cefotaxima 150-200 mg/kg/día, c/6-8 h. Max 12g/día<br>Mayor de 3 meses<br>-(b)Gentamicina 5 mg/kg/día, c/24 h<br>- Cefotaxima 150-200 mg/kg/día, c/6-8 h. Max 12g/día<br>-Ceftriaxona: 50-75 mg/kg/día, c/24h | (c) 7-10 días |

BLEE: Beta-lactamasas de espectro extendido.
(a) Uso excepcional, en caso de desabastecimiento de cefixima.
(b) Si existe riesgo de bacterias productoras de BLEE, amikacina 20 mg/kg/día c/24 h
(c) Duración estándar: 7-10 días. Puede prolongarse a 2 semanas en lactantes pequeños o hasta 3 semanas si hay complicaciones o mala evolución. En el paciente hospitalizado la antibioterapia parenteral debe mantenerse hasta que el paciente se encuentre afebril, con buen estado general y adecuada tolerancia oral, se disponga del resultado del urocultivo y estudio de sensibilidad antibiótica, normalmente a las 48-72 horas del inicio del tratamiento.
*No recomendado en menores de 6 meses

*Fuente: Recomendaciones sobre el diagnóstico y tratamiento de la infección urinaria.* [12]

*Modificado: Febrile Urinary Tract Infections in Children.* [14]

En lactantes de hasta 24 meses de edad, el germen más frecuente fue la Escherichia Coli seguida de la Klebsiella pneumoniae, donde el uso de la combinación de una cefalosporina de primera generación asociada a un aminoglucósido se conseguía una cobertura de 95% de los uropatógenos.
[1,6,9,13]

Después de la respuesta, el tratamiento se cambia a agentes orales, durante un periodo de 7-14 días, esto atendiendo a los estudios de sensibilidad. En los niños gravemente enfermos se utiliza un tratamiento intravenoso y las cefalosporinas de tercera generación son una elección razonable, mientras que en los niños que no están gravemente enfermos se recomienda el tratamiento oral con un betalactamico como una cefalosporina de segunda o tercera generación o trimetoprima-sulfametoxazol (precediendo a los cultivos para el tratamiento definitivo), 3 días en los casos afebriles y de 7 a 14 días en los casos febriles.[9,12,13]

Los antibióticos que mantienen una alta actividad son las cefalosporinas de segunda y tercera generación, la fosfomicina y los aminoglucósidos. El uso restringido de quinolonas en pediatría hace que las cepas de E. coli aisladas en niños sean más sensibles a este grupo de antibióticos que las detectadas en adultos, aunque la resistencia a ciprofloxacino puede alcanzar el 15-20%. [17] Hay que considerar la resistencia intrínseca de Enterococcus faecalis a las cefalosporinas y aminoglucósidos, por lo que en pacientes menores de 3 meses, o si se objetivan cocos grampositivos, es necesario añadir ampicilina. [12] El cotrimoxazol (CTX) es una buena alternativa, pero no puede utilizarse de manera empírica por el alto porcentaje de resistencia, considerar solo si el antibiograma lo permite.[6]

La bacteriuria asintomática en niños no debe tratarse con antibióticos, dado que se aumenta la resistencia antibiótica, no tiene riesgo de secuelas y tiene alta probabilidad de recaídas. [6,15]

**Profilaxis Antibiótica**
La profilaxis está indicada en pacientes con diagnóstico prenatal de uropatía y en menores de 24 meses con ITU febril hasta completar estudios de imagen; en pacientes con reflujo vésico-ureteral Grado III o mayor, en pacientes con ITU recurrente y en aquellos con disfunción vésico-intestinal, hasta tanto mejore su patrón miccional. [2–6,9,13]

En conclusión, no existe consenso en los métodos de estudio por imagen en el seguimiento del paciente con la primera ITU febril. [13,19]

Es importante el conocimiento de la frecuencia de uropatógenos y su susceptibilidad antibiótica a nivel local para determinar el tratamiento empírico inicial. La profilaxis se indica en casos puntuales. [9,13,19]

## Cuadro N°7: Profilaxis antibiótica

| **PROFILAXIS ANTIBIÓTICA PARA PREVENIR IVU** |
|---|
| • Diagnóstico antenatal de anomalía de la vía urinaria mientras completa el estudio<br>• Menor de 2 años con ITU febril , hasta completar estudio de imágenes<br>• RVU GIII o mayor, ya que pacientes con grados menores de reflujo tienen baja posibilidad de presentar<br>nueva ITU febril.<br>• ITU recurrente<br>• Disfunción vesical, mientras mejora patrón miccional |

*Fuente: Factores asociados y descripción general de infección del tracto urinario en niños.(3)*

## Recomendaciones

Las medidas recomendadas para evitar nuevos episodios de IVU incluyen: evitar malos hábitos miccionales (como la retención voluntaria de orina), ingesta adecuada de líquidos y corrección del estreñimiento y disfunciones vesico-intestinales. [12]

No existe evidencia para recomendar otras medidas, como el cambio frecuente de pañales, el uso de probióticos o el jugo de arándanos. [12]

Con respecto a la circuncisión no existe tampoco evidencia, aunque se podría plantear en niños con ITU recurrente. [12]

1. Delgado Velásquez R, Benítez Fuentes M, Hernández Cardosa MF. Infección del tracto urinario en lactantes. Rev Inf Cient. 2017;96(2):205–12.

2. Lombardo-Aburto E. Abordaje pediátrico de las infecciones de vías urinarias. Acta Pediátrica México. 2018;1(1):85.

3. Mueses Guerrero Y, Paz J, Restrepo J, Ortiz R, Acosta M. Factores asociados y descripción general de infección del tracto urinario en niños. Rev Colomb Salud Libr. 2016;11(2):165–71.

4. Rojas Cruz JS. Infecciones de vías urinarias, factores de riesgo y complicaciones en escolares de 6 y 11 años. Universidad de Guayaquil. Universidad de Guayaquil; 2015.

5. Korbel L, Howell M, Spencer JD. The clinical diagnosis and management of urinary tract infections in children and adolescents. Paediatr Int Child Health [Internet]. 2017;37(4):273–9. Available from: http://doi.org/10.1080/20469047.2017.1382046

6. Hevia J P, Alarcón O C, González C C, Nazal Ch V, Rosati M MP. Recomendaciones sobre diagnóstico, manejo y estudio de la infección del tracto urinario en pediatría. Rama de Nefrología de la Sociedad Chilena de Pediatría. Parte 1. Rev Chil Pediatr. 2020;91(2):281–8.

7. Okarska-Napierała M, Wasilewska A, Kuchar E. Urinary tract infection in children: Diagnosis, treatment, imaging – Comparison of current guidelines. J Pediatr Urol [Internet]. 2017;13(6):567–73. Available from: https://doi.org/10.1016/j.jpurol.2017.07.018

8. Camacho Cruz J, Ramírez Torres M, Rojas Rojas DP, Blanco Castro MF. Alteraciones urinarias en niños con primera infección urinaria e infección urinaria recurrente. Rev Cubana Pediatr [Internet]. 2018;90(2):252–61. Available from: http://scielo.sld.cu

9. Pinzón-Fernández MV, Zúñiga-Cerón LF, Saavedra-Torres JS. Infección del tracto urinario en niños, una de las enfermedades infecciosas más prevalentes. Rev la Fac Med. 2018;66(3):393–8.

10. Oconitrillo M. Infeccón Urinaria en Niños. Rev Médica Costa Rica y Centroamérica. 2016;73(618):125–30.

11. Hooton TM. Uncomplicated urinary tract infection. N Engl J Med. 2012;366(2):1028–37.

12. Piñeiro Pérez R, Cilleruelo Ortega MJ, Ares Álvarez J, Baquero-Artigao F, Silva Rico JC, Velasco Zúñiga R, et al. Recomendaciones sobre el diagnóstico y tratamiento de la infección urinaria. An Pediatr. 2019;90(6):400.e1-400.e9.

13. Troche AV, Araya S. Infección urinaria: un problema frecuente en Pediatría. Pediatr (Asunción) [Internet]. 2018;45(2):165–9. Available from: https://doi.org/10.31698/ped.45022018009

14. Montini G, Tullus K, Hewitt I. Febrile urinary tract infections in children. N Engl J Med. 2011;365(3):239–50.

15. Fitzgerald A, Mori R, Lakhanpaul M, Tullus K. Antibiotics for lower urinary tract infection in children. Cochrane Database Syst Rev Antibiot. 2012;110(8):64.

16. Delgado Mallén P. Infecciones Urinarias. Tenerife-España; 2019.

17. Paredes-Lascano P, Celis-Rodríguez G, Morales-Salazar M, Bravo-Paredes A. Epidemiología de la infección del tracto urinario en niños Hospital General de Ambato, Ecuador. Rev científica dogital INSPILIP [Internet]. 2017;1:1–17. Available from: http://www.inspilip.gob.ec/

18. Faura Morros A, Cuaresma González A, Hernández-Bou S, Trenchs Sainz de la Maza V, Camacho Diaz JA, Luaces Cubells C. Rentabilidad diagnóstica de la ecografía renal tras la primera infección de orina en los lactantes. An Pediatr [Internet]. 2019;90(4):232–6. Available from: http://dx.doi.org/10.1016/j.anpedi.2018.06.007

19. Schwenger E, Tejani A, Loewen P. Probiotics for preventing urinary tract infections in adults and children ( Review ) SUMMARY OF FINDINGS FOR THE MAIN COMPARISON. Cochrane Database Syst Rev. 2015;(12):42.

# CAPÍTULO 4

## HIPERTENSIÓN ARTERIAL

*Kristopher Alexander Santo Cepeda*

## Definición

La hipertensión arterial (HTA) se ha convertida en una enfermedad muy relevante porque afecta a la mayoría de la población en el mundo, más de una persona de cada cinco adultos padece hipertensión arterial sistémica, siendo un factor que puede llevar a un accidente cerebrovascular y complicaciones cardiovasculares convirtiéndose en unas de las primeras causas de muerte en el mundo por las complicaciones que conlleva tener un mal control de presión arterial. Existe una relación constante entre la presión arterial y el desarrollo de enfermedad cardiovascular cuando la presión es mayor de 115/75 mmHg comienza a ver alteraciones. (1)

La prevalencia de esta enfermedad se incrementa con la edad, tanto así que 60% de hombres y mujeres mayores de 65 años padecen hipertensión. Por la etnia la prevalencia de Hipertensión arterial es de 4.2% en las personas afrodescendientes no hispanos. (2)

La medida de la presión arterial es muy importante para su diagnostica por lo cual la técnica de medición de la presión arterial debe ser tomada en cuenta no ser subvalorada y en muchas ocasiones efectuada incorrectamente. La medición de la presión arterial debe ser medida correctamente y utilizar equipos certificados que estén calibrados para poder hacer una buena medición. (1,2)

La elevada prevalencia de la Hipertensión Arterial justifica que cada adulto debería conocer su cifra de presión arterial y debe manejarse de una forma sistemática en cualquier sistema sanitario o consultorio médico privado para el reconocimiento inicial de esta patología. Por lo cual a la hipertensión Arterial se la considera como una enfermedad crónica no transmisible por la Organización Mundial de Salud que define como enfermedad de larga data y progresiva que no se contagia de una persona a otra persona. (3,4)

## Epidemiologia

Según la OMS existe más de 1130 millones de personas con hipertensión arterial a nivel mundial con la mayoría de los casos en los países subdesarrollados de ingresos bajos y medianos llegando ocupar los dos tercios de total mundial de casos hipertensión arterial, siendo afectado más hombres que mujeres, por lo cual se ha convertido en un problema de salud. (1)

La hipertensión arterial (HTA) es un factor de riesgo importante de enfermedades cardiovasculares, como la enfermedad cerebrovascular y la isquemia cardiaca. En América Latina y el Caribe, las enfermedades cardiovasculares representan cerca del 30% de todas las defunciones. La adopción de hábitos de vida saludable (no fumar, moderar el consumo de alcohol, seguir una dieta equilibrada, hacer ejercicio físico, etc.) así como detección precoz y el adecuado control de la HTA ayudan a disminuir significativamente la mortalidad relacionada a enfermedades cardiovasculares (1,2,3)

En España, se registra que la población adulta existe una prevalencia que oscila entre el 33.3% y el 42,6% constituyéndose en unos de los primeros motivos de consulta en Atención Primaria de Salud. (2,3)

En México, uno de cada tres mexicanos mayores de edad padece hipertensión arterial sistémica, en el año 2000, la prevalencia reportada en México fue de 30% entre 20 y 69 años, es decir, más de 15 millones de mexicanos de ese grupo padecían la enfermedad. Para 2014, se estimó que aproximadamente 24 millones de adultos mayores de 20 años padecían hipertensión arterial sistémica. En el Instituto Mexicano del Seguro Social (IMSS), en 2012, se reportó que 27% del total de mortalidad fue secundario a enfermedades cardiovasculares. (5)

La hipertensión arterial es habitualmente más frecuente en hombres que en mujeres. Según la Encuesta Nacional de Salud y Nutrición (Ensanut) realizada en 2013, la prevalencia de hipertensión arterial medida en la población de 18 a 59 años fue de 9,3%, 7,5% en mujeres y 11,2% en hombres3. Un estudio realizado en la provincia de Esmeraldas revelo que el 36% de la población general mayor de 18 años tenía hipertensión, y 46% de la población negra 4. No está establecida la edad mínima ni el intervalo óptimo para la detección sistemática de la presión arterial. Las recomendaciones varían según los diferentes paneles de expertos2. El grupo de trabajo de servicios preventivos de Estados Unidos (2007) recomienda la detección de la HTA a partir de los 18 años 6, la OMS recomienda a partir de los 15 años cada 2 años 7, la guía vasca (2008) sugiere tomar la PA al menos una vez antes de los 14 años; cada 4 ó 5 años desde los 14 hasta los 40 años, y cada 2 años a partir de los 40 años, aprovechando las visitas ocasionales 5. La guía NICE (2011) recomienda medir la TA como mínimo cada 5 años después de registrar cifras normales en una primera medición y medirla con más frecuencia si la presión arterial de la persona es cercana a 140/90 mmHg8. Parece razonable aprovechar la consulta y sobre todo las visitas domiciliarias para medir la presión arterial como mínimo cada 5 años a partir de los 15 años y cada año si las cifras están cerca de 140/90 mmHg tanto en mujeres como en hombres y con especial énfasis en personas mayores de 50 años. Una detección más sistemática de la HTA debe realizarse en personas con historia familiar de hipertensión, enfermedad cardiaca y diabetes1. (1,2,3)

De acuerdo con la Encuesta Nacional de Salud (ENSANUT) realizada en el año 2012 en nuestro país, arrojaron los siguientes resultados la mayoría de la población de 10 a 17 años tuvo una prevalencia de prehipertensión arterial de 14,2% y la población de 18 a 59 años tuvo una prevalencia de 37,2% por otro lado, la prevalencia de HTA en la población de 18 a 59 años es de 9.3%; siendo más frecuente en hombres que en mujeres (11.2% vs. 7.5%). (1,2,3,4)

## Definición
- La tensión arterial es la fuerza que ejerce la sangre que circula contra las paredes de las arterias que al producirse una alteración fisiológica aumento de la fuerza de circulación y la presión se la considera como hipertensión.
- La presión arterial mide dos cifras: la tensión sistólica que es la presión que se ejerce cuando el corazón se contrae y la tensión diastólica que se produce cuando el corazón se relaja.
- Como concepto de hipertensión se ha establecido una presión arterial sistólica mayor o igual 140 mmHg y unas diastólica superior o igual a 90 mmHg que deben ser medidas en dos días distintos.
- Las guías norteamericanas, American College of Cardiology, La American Heart Association y una serie de sociedades e instituciones relacionadas han definido a la hipertensión arterial con cifras iguales o superiores a 130/80 mmHg.
- Las guías de la Sociedad Europa de cardiología, European Society of Cardiology y de la Sociedad Europea de Hipertensión de 2018 han mantenido el umbral definitorio de como hipertensión arterial a una presión arterial superior o igual a 140/90 mmHg. (6,8,9)

Cuando se realiza por primera vez la evaluación de un paciente con Hipertensión Arterial debe ser confirmado el diagnóstico, saber si existe causas de hipertensión arterial secundaria, averiguar si existe factores de riesgo cardiovasculares, daño de órganos blanco por lo cual se necesita de una medición correcta de la Presión arterial, una buena anamnesis, exámenes de laboratorio y pruebas complementarios. (7)

La clasificación de la Presión Arterial según las guías europeas ESC/ESH 2018 y las guías americanas ACC/AHA 2017 están descritas en la siguiente Tabla 1.

*Tabla 1. Clasificación de la presión arterial clínica (en consulta) y definiciones de los grados de Hipertensión Arterial según las Guías Europeas (ESC/ESH) y Americanas (ACC/AHA).*
*Clasificación y definiciones según la guía europea*

| Categoría de Presión Arterial (PA) | Presión Arterial Sistólica | Presión Arterial Diastólica |
|---|---|---|
| PA OPTIMA | < 120 mmHg | < 80 mmHg |
| PA NORMAL | 120 - 129 mmHg | 80-84 mmHg |
| PA NORMAL-ALTA | 130 – 139 mmHg | 85 – 89 mmHg |
| HTA GRADO 1 | 140 – 159 mmHg | 90 – 99 mmHg |
| HTA GRADO 2 | 160 – 179 mmHg | 100 – 109 mmHg |
| HTA GRADO 3 | >180 mmHg | > 110 mmHg |
| HTA SISTOLICA AISLADA | >140 mmHg | < 90 mmHg |

*Clasificación y definiciones según la guía americana*

| Categoría de Presión Arterial (PA) | Presión Arterial Sistólica | Presión Arterial Diastólica |
|---|---|---|
| PA NORMAL | < 120 mmHg | <80 mmHg |
| PA ELEVADA | 120 – 129 mmHg | < 80 mmHg |
| HIPERTENSION | | |
| HTA ESTADIO 1 | 130 -139 mmHg | 80 – 89 mmHg |
| HTA ESTADIO 2 | >140 mmHg | >90 mmHg |

*Modificado por: Kristopher Santo Fuente: ESC,European Society of Cardiology, ESH, European Society of Hypertension, ACC, American College of Cadiology, AHA, American Heart Association.*

Las definiciones se basan en la presión arterial medida en sedestación en la consulta. La Presión Arterial para la clasificación se basará en la medida de 2 o más lecturas, en 2 o más ocasiones, siguiendo las recomendaciones para medidas de calidad. Los sujetos con Presión arterial sistólica y diastólica en categoría diferentes se clasificarán en la categoría más alta. (6,7,8)

En el caso de la guía ESC/ESH 2018 incluso también se define la HTA en función de las cifras de PA ambulatoria tal y como se expone en la Tabla 2.

*Tabla 2. Definiciones de hipertensión según los niveles de presión arterial clínica (en consulta), en la monitorización ambulatoria o en la auto medida domiciliaria.*

| Categoría de Presión Arterial (PA) | Presión Arterial Sistólica | Presión Arterial Diastólica |
|---|---|---|
| PA clínica (en consulta) | >140 mmHg | >90 mmHg |
| PA ambulatorio | | |
| Media diurna (actividad) | >135 mmHg | > 85 mmHg |
| Media Nocturna (sueño) | >120 mmHg | >70 mmHg |
| Media 24 horas | >130 mmHg | >80 mmHg |
| Automedida Domiciliaria | >135 mmHg | >85 mmHg |

La Presión Arterial clínica (en consulta) se refiere a la medida convencional mas que a la medida atendida (no presenciada por personal sanitario).Las cifras de la automedida serán la media de una serie de lecturas protocolizadas.(7,8,9)

**Fisiología de la Presión Arterial**

La presión arterial es aquella que se produce por la tensión de la pared de las arterias al momento que circula la sangre para impulsarla a todo el cuerpo generada por dos factores: el gasto cardiaco y la resistencia arterial periférica total. El gasto cardiaco se está dado por la contractibilidad miocárdica y del volumen circulante intratorácico. (9,10)

La presión arterial máxima durante la sístole se conoce con Presión Arterial Sistólica que depende del débito cardiaco con la distensibilidad de la aorta y el valor mínimo durante sístole se conoce como Presión Arterial Diastólica que depende de la resistencia periférica (Figura 1)

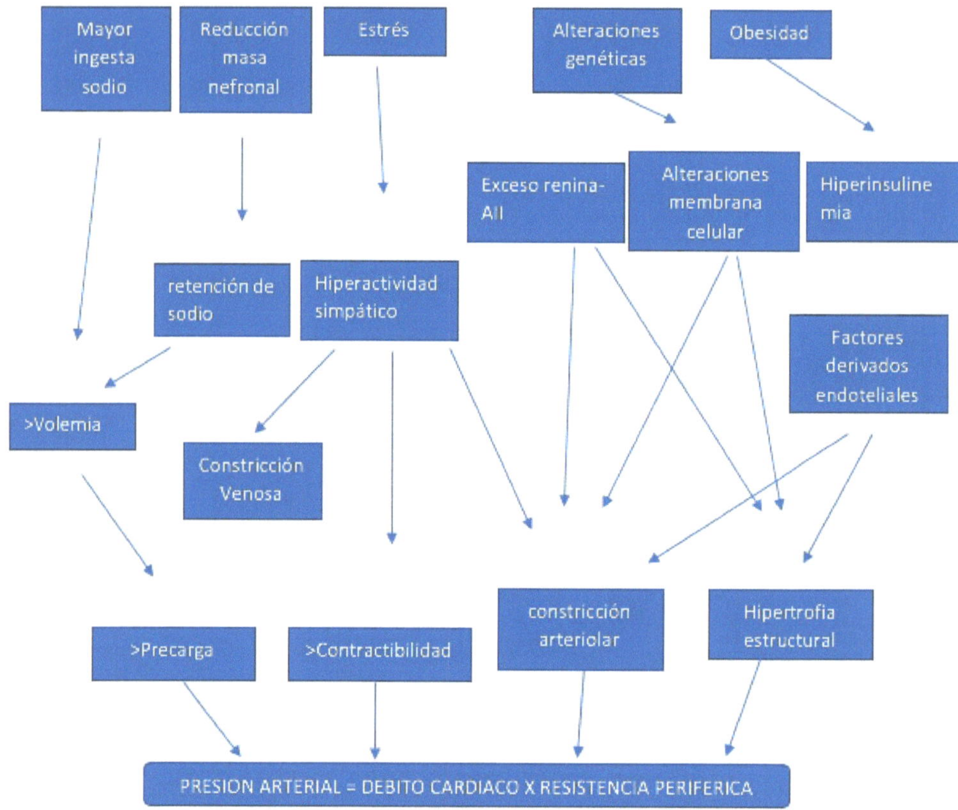


*Fuente: Revista Médica Clínica Las Condes Modificado: Kristopher Santo*

## Fisiopatología

La fisiopatología de la hipertensión arterial es compleja. En ella intervienen múltiples factores que tienen, en su mayoría, una base genética. Sin embargo, entre todos estos factores ha podido mostrarse que es el sistema renina-angiotensina-aldosterona (SRAA) el que tiene mayor importancia puesto que, de algún modo, condiciona la acción de otros factores humorales y/o neurales, tales como producción de endotelina, la inhibición del óxido nítrico (NO) o de la prostaciclina (PGI2), la acción de catecolaminas o de vasopresina (AVP), del factor ouabaína-sensible o FDE, del tromboxano A2 (TxA2) y de diversas sustancias vasopresores endógenas.

Existen diversos factores que ayudan a desarrollar la Hipertensión Arterial esencial uno de ellos es la disfunción endotelial y la ruptura del equilibrio entre los factores vasoconstrictores y vasodilatadores que se acompañan de factores hormonales que contribuyen para la fisiopatología de la Hipertensión Arterial.

Uno de los factores vasoconstrictores son las endotelinas muy potentes en sus acciones como en el tono vascular, en la eliminación renal de sodio y agua. En estudio realizados se ha confirmado disfunción de las endotelinas en estados de proteinuria crónica, en la nefropatía diabética, en la glomerulopatía hipertensiva y en otro tipo de glomerulonefritis. La función de las endotelinas en cada tejido difiere según la cantidad que se encuentre en su seno por lo cual realizan la remodelación vascular y puede producir hiperplasia e hipertrofia del musculo liso vascular. (1,6,8,9)

El sistema angiotensina aldosterona también está implicado en la disfunción endotelial que configura la patología hipertensiva. Entre las acciones que realiza la angiotensina II incluyen las siguientes:
- Contrae el musculo liso venoso y arterial
- Estimulación de la síntesis y secreción de aldosterona.
- Liberación de noradrenalina en las terminaciones simpáticas.
- Modulación del transporte del sodio (Na) por las células tubulares renales
- Aumento del estrés oxidativo por activación de oxidasas NADH y NADPH dependientes, estimulación de la vasopresina/ADH
- Estimulación del centro dipsógeno en el sistema nervioso central, antagonismo del sistema del péptido atrial natriurético-natural (PAN) y tipo C (PNC)
- Incremento de la producción de endotelina (ET1) y de prostaglandinas vasoconstrictoras (TXA2, PF2α). (8,9,10)

La angiotensina II (AII) y la aldosterona juntas poseen acciones no hemodinámicas como:
- Aumento del factor de crecimiento endotelial vascular

- Incremento del tejido colágeno a nivel cardíaco y vascular como resultado del incremento del colágeno 3 en el corazón y vasos sanguíneos de los pacientes hipertensos.
- Estos efectos son mediados por el aumento de la expresión del factor de crecimiento tumoral beta 1 (FCTβ1).
- Acción estimulante sobre el factor de crecimiento del tejido conectivo.
- Se han descrito dos enzimas convertidoras de angiotensina (ECA): la ECA1, que es la enzima fisiológica clásica y la ECA2 que es la enzima que lleva a la formación de la A1–7, deprimida en algunos pacientes con HTA. (9,10,11)

**Hormonas gastrointestinales:** Existen hormona con función de vasoconstricción gastrointestinales como la coherina y otras con función vasodilatadora entre ella tenemos péptido intestinal vasoactivo, colecistokinina, ayudan y contribuyen en la regulación de la presión arterial.

**Etiología de Hipertensión Arterial**

El 95% de las hipertensiones que observamos en la clínica no tienen una etiología definida, constituyen la llamada hipertensión arterial esencial, también denominada primaria o idiopática, relacionándose en la mayor parte de las ocasiones con la edad y la arterioesclerosis. Mientras que el 5% son secundarias a diversas causas entre las que destacan por su frecuencia las inducidas por drogas o fármacos, la enfermedad renovascular, el fallo renal, la feocromocitoma y la hiperaldosteronismo. La hipertensión arterial esencial es un desorden heterogéneo, puede haber considerables variaciones en la participación de los factores causales en diferentes períodos y estadios.

Entre las causas exógena existes varias que puede provocar hipertensión Arterial que serán nombrado en la siguiente lista:

- Causas exógenas: como la toma de fármacos (corticoides, anticonceptivos, antiinflamatorios no esteroideos).
- El exceso de alcohol o el abuso de regaliz.
- Causas renales: como la estenosis de la arteria renal o algunas nefropatías parenquimatosas.
- Causas suprarrenales: como el feocromocitoma o el hiperaldosteronismo.
- Otras causas biológicas: como la coartación de aorta, el Síndrome de apnea- hipopnea del sueño o el hipotiroidismo.

La búsqueda de una causa secundaria de Hipertensión Secundaria debe realizarse cuando se sospeche una causa subyacente después de una correcta anamnesis y exploración física del paciente. En ocasiones, las pruebas básicas que acompañan al estudio del hipertenso (por ejemplo, ionograma y función renal) pueden hacernos sospechar algunas causas secundarias, como la hiperaldosteronismo. (1,3,5,6)

## Medición de la Presión Arterial

Cuando se mide la presión arterial debe ser realizada de una manera adecuada y por personal entrenado para su toma con una técnica precisa con un equipo debidamente calibrado para evitar lecturas erróneas al momento de realizarlos, seleccionar un manguito de acuerdo con la circunferencia del brazo se debe seguir las siguientes recomendaciones antes de la toma de la presión arterial.

- Descanso de 3 a 5 minutos antes de medir la presión arterial.
- No ingerir cafeína ni haber realizado ejercicio antes de 30 minutos de la toma.
- Aplicar el fonendoscopio con suave presión sobre la arteria braquial en la fosa cubital en cara anterior de pliegue del codo sin introducir el mismo por debajo del manguito por que a realizarlo puede haber una alteración de medida de la presión Arterial.
- En una primera medida se debe medir en ambos brazos la PA y el valor más alto será el de referencia para las medidas futuras, las cuales siempre se medirán en el mismo brazo
- Tomar como mínimo 2 medidas con 1-2 minutos entre medidas y registrar el promedio de las dos últimas medidas
- La medición de la PA debe combinarse siempre con la medición de la frecuencia cardiaca, ya que los valores de la frecuencia cardiaca en reposo son predictores independientes de complicaciones CV
- Al final de la consulta, además de los valores de la TA se debe registrar el tipo de aparato utilizado, el brazo de medición, la posición del paciente y la frecuencia cardiaca.

La presión Arterial es habitualmente más elevada cuando se mide en la consulta. El efecto de bata blanca es una respuesta al estrés experimentado por las personas, cuando la presión arterial es medida por un profesional de la salud en un ambiente no familiar (la unidad de salud). La Hipertensión Arterial clínica de bata blanca (aislada en la consulta) se refiere a la entidad en que la PA está elevada en la consulta en repetidas ocasiones y es normal fuera de la consulta.

## Diagnostico Hipertensión arterial

- Se diagnostica hipertensión arterial cuando la presión sistólica se igual o mayor a 140 mmHg más presión diastólica igual o mayor a 90 mmHg con realización de varias mediciones. Si se confirman cifras de TA $\geq$ 140/90 mmHg, se debe comprobar que la presión arterial se mantiene alta por lo menos en otras dos ocasiones en que ha sido medida en las mejores condiciones posibles.
- Por lo tanto, en ausencia de sintomatología, se necesitan como mínimo 3 valoraciones en 3 visitas separadas para establecer el diagnóstico confirmado de hipertensión (cifras $\geq$ 140/90 mmHg)
- Las recomendaciones americanas sugieren que el diagnostico de hipertensión arterial cuando la sistólica y diastólica sea superior de 130/80 mmHg.
- Las mediciones repetidas de la TA para confirmar el diagnóstico, se realiza de la siguiente manera:(20) - Pacientes con HTA grado 2 o más, requiere menos visitas e intervalos de tiempo más cortos entre las visitas (días o semanas). - Pacientes con HTA grado 1, el período de mediciones repetidas puede extenderse durante algunos meses, especialmente cuando el paciente tiene un riesgo bajo y no hay daño de órgano blanco. Durante este período de evaluación de la TA, generalmente se realizan evaluaciones de riesgo de enfermedad CV y pruebas de detección de rutina.
- En caso de presión muy alta (PAD > 130 o PA>180/110 asociada a signos y síntomas) el diagnóstico no requiere confirmación y el tratamiento debe ser inmediato.
- Los criterios para el diagnóstico de HTA, mediante la utilización de MAPA y AMPA

## Determinación de las cifras de PA En la consulta

En la consulta externa cuando realicemos la medición por primera vez a un paciente debe ser tomado tres veces separados por 5 minutos,  a la cual se le sacara la media recomendándole al paciente que esté tranquilo que haya estado sin comer ni tomadas sustancias excitantes al menos durante 30 minutos para evitar dos fenómenos que pueden ocurrir durante la toma de presión en la consulta que son la siguientes:

- **Hipertensión Arterial de bata blanca:** Cifras elevadas presión arterial en la consulta con cifras normales en el domicilio.
- **Hipertensión Arterial enmascarada:** cifras habitualmente elevadas de PA en el domicilio, pero normales en la consulta, lo que puede conducir a un infradiagnóstico de una posible HTA.(7,8,9,15,)

Monitorización Ambulatoria de las Cifras de Presión Arterial (MAPA)
La técnica MAPA nos ayuda medir la presión desde el domicilio con las actividades de la vida cotidiana y sin las interferencias que pueden aparecer en la consulta, la medición de 24 horas en intervalos que oscilan entre 30 minutos y 1 hora.

Las cifras normales de Presión Arterial en la MAPA son algo menores que las establecidas en los criterios diagnósticos establecidos, considerándose elevadas cifras diurnas superiores a 135/85 mmHg y cifras nocturnas superiores a 120/70 mmHg.  Automedida de la presión arterial (AMPA) (1,3,6,11,13).

**Automedida de la presión arterial (AMPA)**
A veces es imposible disponer de un MAPA, por lo cual también se recomienda la automedida desde su propio domicilio de la Presión arterial con un aparato de medida adecuada tras haber aprendido, utilizar esta técnica nos ayuda a detectar pacientes hipertensión y para controlar la efectividad de la medicación (11,10,1).

Para su correcta realización el paciente se determinará la Presión Arterial durante varios días, antes de desayunar y antes de cenar considerando cifras normales de PA en la AMPA se sitúan por debajo de 130-135/85 mmHg, es una técnica igualmente útil y más barato. Debemos evitar recomendar su uso si esto genera gran ansiedad al paciente o si supone que el paciente va a realizar cambios en el tratamiento por su cuenta. (Tabla 3)

*Tabla N.3 Equivalencia de cifras de PA según método utilizado*

| Método | Medición manual en la consulta | Medición con aparato automatizado en la consulta | AMPA (Automedición) | MAPA Promedio de 24 horas |
|---|---|---|---|---|
| Cifra de Presión arterial | 140/90 MMHG | 135/85 MMHG | 135/85 MMHG | 130/80 MMHG |

La PA medida en consulta sigue siendo el método estándar para la detección el diagnóstico y el manejo de la HTA, sin embargo, los métodos de medición ambulatoria pueden ser un complemento importante en situaciones especiales.

**Riesgo cardiovascular por Hipertensión Arterial**
Uno de los principales riesgos de enfermedad cardiovascular es la hipertensión arterial entre otras causas como las dislipidemias, el habito de fumar, sexo, edad, diabetes entre otras causas por lo cual se recomienda evaluar el riesgo cardiovascular en todos los pacientes mayores de 40 años que acuden a la consulta. (1,9,11,13,14)

Para minimizar el riesgo de enfermedad cardiovascular se ha creado una serie de calculadoras que buscan identificar el riesgo cardiovascular para eliminarlo o disminuir sus efectos, pero las desventajas de estas calculadoras es que ninguna es adecuada para cada paciente. La herramienta que utilizaremos será la estimación de riesgo de enfermedad Cardiovascular a 10 años de Globorisk (Grafico 3 y 4), que además de evalúa casi todos los factores de riesgo, fue elaborado en población multiétnica, permite la opción de hacer el cálculo aún sin contar con valores de laboratorio, hace una estimación para 11 países. La herramienta permite estimar el riesgo para Ecuador porque incluyeron en el análisis a una población latinoamericana representativa (México) y es de acceso gratuito. (Tabla 4)

## *Tabla 4. Evaluación de escala de Globorisk*

| Score de riesgo | Variables incluidas | Desenlace evaluado |
|---|---|---|
| Globorisk | • Edad.<br>• Sexo.<br>• Colesterol<br>• Total (mg/dL).<br>• Fumador (si o no).<br>• Diabetes mellitus (si o no).<br>• Tensión arterial sistólica (mmHg).<br>• Se han llevado a cabo recalibraciones para 11 países. | Enfermedad Cardiovascular fatal |

*Elaborado por: Kristopher Santo Obtenido: Guía de práctica clínica de hipertensión arterial MSP Ecuador.*

*Gráfico N.2. Tabla de cálculo de Globorisk para Ecuador si no hay disponibilidad de exámenes de laboratorio*

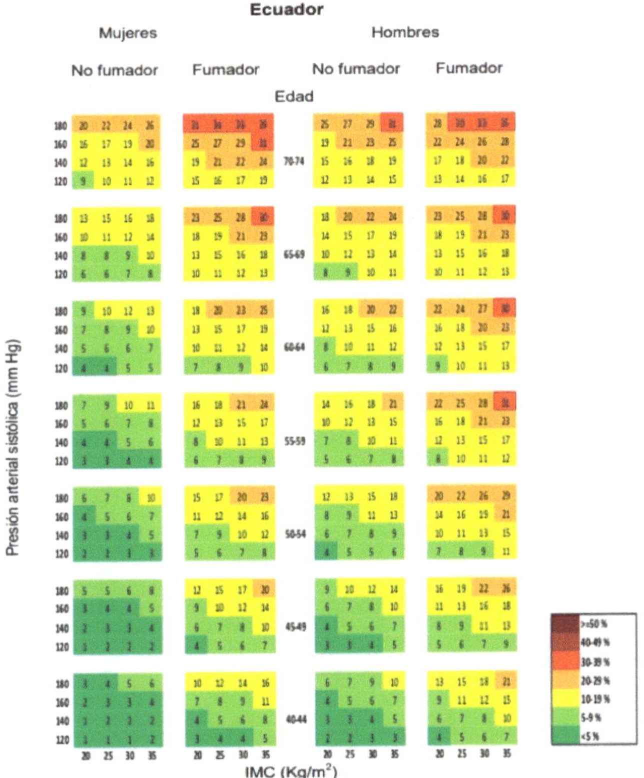


*Fuente: http://globorisk.org/*

## Tratamiento de la presión arterial

- Cuando a un paciente se detecta hipertensión arterial por los criterios clínico se debe instaurar el tratamiento en primera instancia comenzar con un tratamiento no farmacológico con medidas higiénicos-dietéticas que son el primer paso em cualquier estadio de hipertensión que se encuentre el paciente de hipertensión arterial.
- También se debe considerar el inicio de tratamiento farmacológico en pacientes con Hipertensión Arterial en los grados 2 y 3.
- El tratamiento farmacológico también se puede comenzar en afectación de un órgano diana en pacientes con Hipertensión Arterial Grado I.
- La elevación de cualquier cifra tanto de la presión arterial sistólica como de la diastólico es motivo para implementar medidas higiénicas-dietéticas. (1,8,10)

## Medidas Higiénicos-dietéticas

- Ejercicio moderado durante 30 a 60 minutos diarios ayuda a mejorar y disminuir el riesgo cardiovascular disminuyendo la presión arterial entre 4 y 9 mmHg.
- Se recomienda hacer ejercicio 3 a 4 días seguidos entre la semana adaptando a las características del paciente.
- El ejercicio más sencillo que nos ayuda evitar problemas cardiovasculares es la caminata de 30 a 60 minutos.
- Reducción del consumo de la sal en la dieta de un gramo disminuye la Presión Arterial en toda la población normotensa y hipertensa.
- Eliminar el hábito de fumar y consumo de alcohol ayuda prevenir enfermedad cardiovascular y mantener en condiciones estables la Presión Arterial.
- Promover un peso saludable para prevenir HTA y enfermedad CV, debido a que el sobrepeso y la obesidad están asociados con un incremento de muerte por enfermedad CV, la mortalidad es más baja con un IMC de 20-25 kg/m2 (en menores de 60 años).
- Las recomendaciones actuales establecen que se debe realizar una restricción de sal en todos los hipertensos. Dicha restricción puede ser ligera (<6 g/día) o en casos más refractarios moderada (<3 g/día) o incluso severa (<2 g/día).

• Por otro lado, se ha demostrado que la dieta mediterránea o dieta DASH, basada en el consumo de frutas, verduras, legumbres y aceite de oliva, consigue reducciones adicionales de las cifras de PA en los hipertensos de entre 8 y 14 mmHg. (1,11,12,13)

Un resumen de las modificaciones de prácticas de vida para prevenir y manejar la Hipertensión arterial se presenta a continuación. (Tabla N.5)

| Cambio de prácticas de vida | Recomendación | Reducción aproximada de la TAS |
|---|---|---|
| Restricción de sal | 5-6 gramos al día | 2 - 8 mmHg |
| Moderación en el consumo de alcohol | Limitar a 30 ml al día | 2 - 4 mmHg |
| Cambios en la dieta | Dieta rica en frutas, vegetales y reducida en grasas saturadas | 8 - 14 mmHg |
| Reducción de peso | 10 Kg IMC normal (18,5 – 24,9) | 5 – 20 mmHg |
| Actividad física | 30 minutos al día por 5 días a la semana | 4 – 9 mmHg |

*Fuente: The Seventh Report of the Joint National Committee on Prevention, Detection, Evaluation, and Treatment of High Blood Pressure (JNC 7), Conflicts of Interest - Financial Disclosure, 2003.*

## Tratamiento farmacológico

Una vez que no se consiguen presiones adecuadas con dieta y cambio de estilos de vida en el paciente se requiere combinarle con tratamiento farmacológica para su control y mantenimiento, la monoterapia es el primer escalón en hipertensión grado 1 de bajo riesgo (presión sistólica < 150 mmHg) o en pacientes muy viejos (80 años) o más frágiles, en el resto de pacientes en los que las medidas de cambios de hábitos y prácticas de vida no resulten efectivas ni em control con un solo medicamento se deberá comenzar con terapia dual.

Por esto el objetivo principal es la reducción de las cifras elevadas de Presión

Arterial dependiendo del fármaco que se utilice según sus comorbilidades, el costo y la efectividad para cumplir con los objetivos óptimo de una presión arterial adecuada que evite complicaciones en el futuro.

Al momento se ha desarrollado también se ha evidenciado el uso más de un hipertensivo para el control de la presión cuando no se consigue la meta con un solo medicamento.

La elección de uno u otro fármaco debe basarse en las comorbilidades del paciente, su coste económico y la comodidad para el paciente. Es precisamente por este último motivo por lo que se han desarrollado múltiples combinaciones fijas de antihipertensivos que se han demostrado como más eficaces que el uso de dosis máximas de un único antihipertensivo en el control de la Hipertensión Arterial.

Los medicamentos más utilizados para cumplir el objetivo de mantener una presión arterial adecuada se expondrán a continuación:
- **Diuréticos tiazídicos:** Se ha demostrado que estos medicamentos son exitosos para reducir la mortalidad y los eventos cardiovasculares en pacientes con hipertensión arterial.
- Inhibidores de la enzima convertidora de angiotensina (IECA): El uso de estos medicamentos nos ayudan a reducir la insuficiencia renal adema que reducen la mortalidad y eventos adversos cardiovasculares en paciente hipertensos, por lo cual son preferidos en pacientes con Diabetes Mellitus Tipo 2.
- **Calcio antagonista (CA):** Si bien todos los subgrupos están indicados y se han estudiado con resultados similares, existe mayor evidencia con los dihidropiridínicos y en especial con amlodipino. Dos metaanálisis, demostraron que los CA presentan efectividad similar a otros grupos de medicamentos de primera línea en términos de control tensional y prevención de eventos cardiovasculares mayores.
- **Antagonistas de los receptores de angiotensina II (ARAII):** Estos medicamentos tienen un efecto similar a los IECA que se recomienda en pacientes que presenta tos con los IECAS con los mismos beneficios de estos.

- **Beta bloqueantes (BB):** Los beta bloqueantes (BB) tienen más efectos secundarios y en cierto grado son menos eficaces que los bloqueadores del sistema renina angiotensina aldosterona (SRAA) y los CA en regresión o retraso de daño orgánico como: hipertrofia del ventrículo izquierdo (HVI), grosor miointimal carotideo (GMI), rigidez aórtica y remodelamiento de las arterias pequeñas. En sujetos predispuestos (en su mayoría, aquellos con síndrome metabólico), los BB así como los diuréticos, y en particular combinados, están asociados con un mayor riesgo de diabetes de nueva aparición. También muestran un perfil de efectos secundarios algo menos favorable que el de los bloqueadores del SRAA, con una tasa más alta de interrupción del tratamiento.) (1,6,7,12,14)

## Recomendaciones para elegir tratamiento farmacológico

- Se pueden utilizar los diuréticos, IECA, ARAII y CA como medicamentos de primera línea solo o combinados para el tratamiento farmacológico de la HTA
- En caso de que el paciente necesite terapia dual, se recomienda combinar dos de las siguientes tres clases de medicamentos: diurético tiazídico, bloqueador del sistema renina-angiotensina (IECA o ARAII) y bloqueador de los canales de calcio.
- Instaurar tratamiento farmacológico en pacientes con HTA grado 2 y 3 con cualquier nivel de riesgo Cardiovascular, al mismo tiempo que se implementan los cambios en las prácticas de vida.
- El fármaco de primera elección en una HTA esencial, especialmente en menores de 55 años sin otras comorbilidades, debería ser un IECA.
- En caso de mala tolerancia (especialmente por tos mediada por el sistema de las bradicininas) la alternativa será un ARA II.
- Si se eligen los IECA o los ARA II, deberán realizarse determinaciones de las cifras de potasio de forma periódica por el riesgo de hiperpotasemia, especialmente si se combinan con otros fármacos como los antialdosterónicos
- En mayores de 55 años, especialmente en ancianos, el fármaco de inicio debería ser un diurético tiazídico (especialmente indapamida, clortalidona y en última instancia hidroclorotiazida).
- Otra opción de primera línea en mayores de 55 años son los antagonistas del calcio, fármacos bien tolerados cuyo principal problema es el edema de

extremidades inferiores.

- En pacientes cardiópatas, debemos considerar los betabloqueantes (BB). Este grupo de fármacos debe tenerse muy en cuenta en pacientes que los requieren por otras causas, como insuficiencia cardiaca o fibrilación auricular, o en los que están contraindicados algunos de los grupos anteriormente expuestos.
- En pacientes afrodescendientes se puede iniciar con un diurético o un CA en combinación o no con un ARAII como medicamentos de primera línea para el tratamiento de la HTA. (5,8,9,13,14,15)

A continuación, se expone en el siguiente cuadro el medicamento adecuado por la comorbilidad que presente el paciente para un adecuado tratamiento farmacologico.

*Tabla 6. Medicamentos preferidos en situaciones específicas*

| Condición | Fármaco |
| --- | --- |
| Hipertrofia del ventrículo izquierdo | ECA, ARAII, CA |
| Aterosclerosis asintomática | IECA, CA |
| Microalbuminuria | IECA, ARAII |
| Disfunción renal | IECA, ARAII |
| Ictus previo | Cualquier agente que reduzca eficazmente la TA |
| Infarto de miocardio previo | Beta bloqueante, IECA, ARAII |
| Insuficiencia cardíaca | Diuréticos, Beta bloqueante, IECA, ARAII, antagonista del receptor mineralcorticoideo |
| Aneurisma de aorta | Beta bloqueante, ARAII |
| Fibrilación auricular (prevención) | Considerar el empleo de ARAII, IECA, Beta bloqueante o antagonista del receptor mineralcorticoideo |
| Fibrilación auricular, control de la frecuencia ventricular | Beta bloqueante, CA no dihidropiridínico |
| Enfermedad renal terminal/proteinuria | IECA, ARAII |
| Edema agudo de pulmón | IECA, CA |
| HTA sistólica aislada (en ancianos) | Diurético tiazídico, CA |
| Diabetes mellitus | ECA, ARAII |
| Embarazo | Metildopa, Beta bloqueante, CA |
| Afrodescendientes | Diurético, CA |

*Fuente: ESH/ESC Guidelines for the management of arterial hypertension, 2013. Modificada por: Kristopher Santo.*

## Medicamentos combinados

Cuando la hipertensión arterial no se puede controlar con un solo medicamento antes de llegar a sus dosis umbral se recomienda comenzar con terapia combinada para un mejor control de la presión arterial.

La siguiente figura muestra las posibles combinaciones de medicamentos para el tratamiento de la siguiente manera:
  • Las líneas verdes continuas: combinaciones preferidas
  • Línea verde discontinua: combinación útil (con algunas limitaciones)
  • Líneas negras discontinuas: combinaciones posibles, pero menos probadas
  • Línea roja continua: combinación no recomendada.

*Figura 2. Posibles medicamentos combinados para el tratamiento de la HTA*

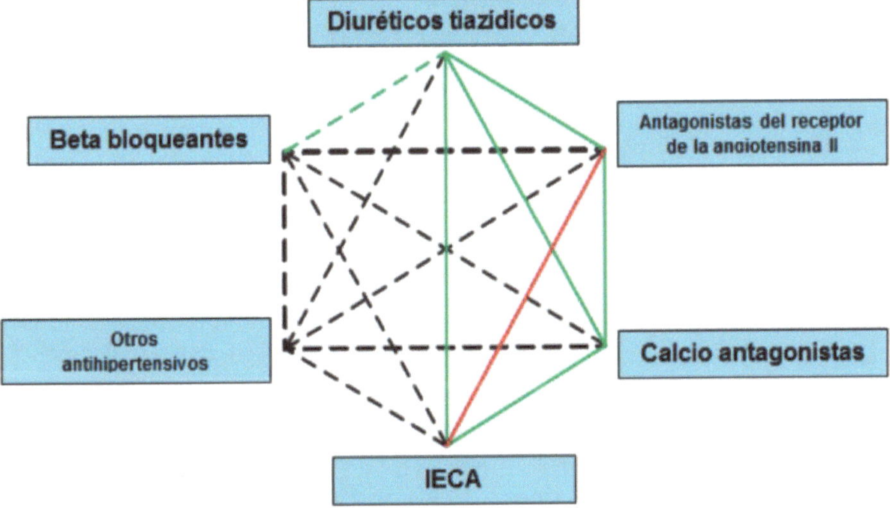


*Fuente: ESH/ESC Guidelines for the management of arterial hypertension, 2013.*

A veces existe presione arteriales que no pueden ser controlados con dos medicamentos por lo cual también se puede utilizar tres medicamentos para el control de presión arterial combinando un IECA o ARAII, antagonista del calcio y tiazida/diurético.(12,1,13,15)

## Conclusiones

En la actualidad, el diagnóstico y mayoría de la evidencia disponible sobre HTA descansa fundamentalmente en las mediciones de PA en consulta. Pero cada vez más aparecen reportes de que la medición de la PA en consulta o recintos sanitarios se realiza de manera incorrecta e imprecisa por el personal de salud, incluso por los estudiantes de medicina. Una correcta medición de la PA en consulta, y también en el hogar, requiere seguir un protocolo determinado como lo indica la AHA. .(14,15)

Cada día se reúnen más evidencias sobre la necesidad de complementar estas mediciones con mediciones de la PA fuera de la consulta. En la última década diversas guías han propuesto la necesidad de realizar mediciones de la PA fuera de la consulta, ya sea MAPA y/o. automediciones domiciliarias tanto para confirmar el diagnóstico como para descartar la presencia de HTA de delantal blanco y mejorar la predicción del riesgo cardiovascular del paciente hipertenso.

Las mediciones de la PA tanto en la consulta como fuera de la consulta se realizarán varias lecturas con equipos automáticos programados con intervalos de tiempo establecidos, sin la necesidad de la presencia de personal de salud y con memoria o transmisión inalámbrica para así evitar: el efecto de regresión a la media, el efecto de delantal blanco, la tendencia al redondeo de los valores y el registro de los valores más bajos.(14,15)

# Anexo 1. Algoritmo Diagnostico de Hipertensión Arterial

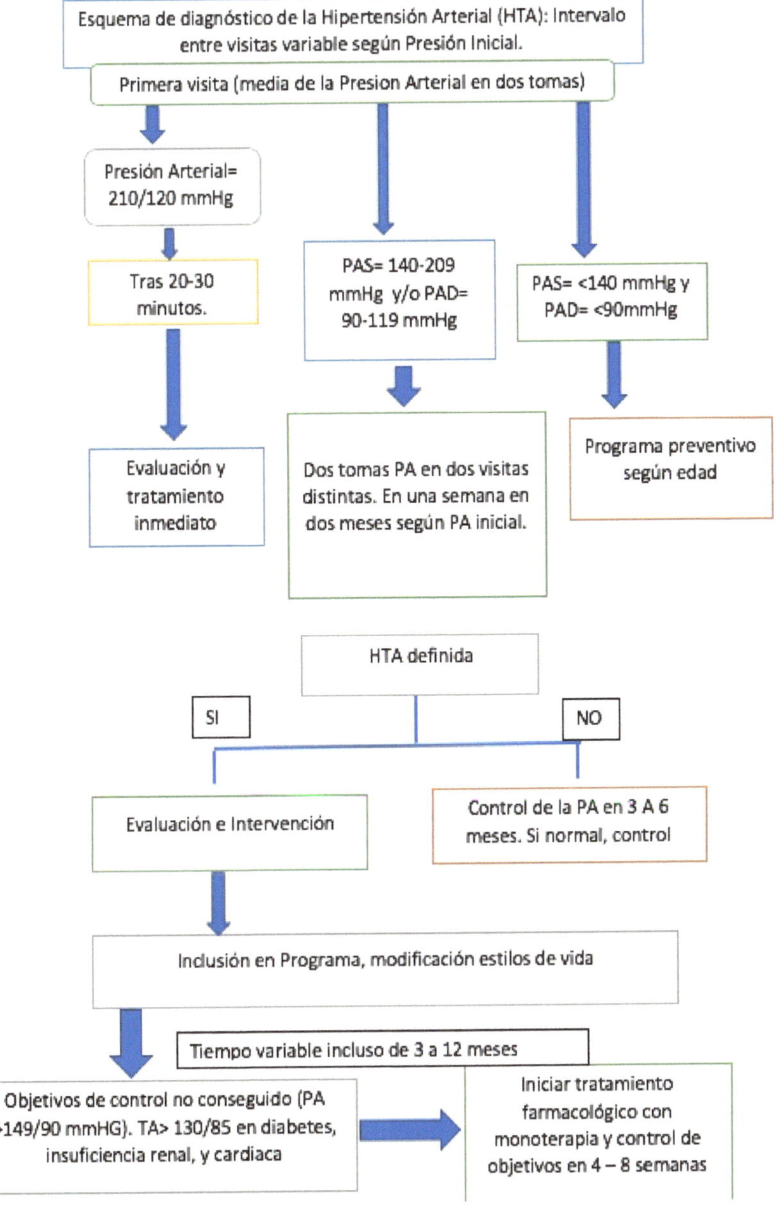


Nota: Hipertensión arterial (HTA), Presión Arterial Sistólica (PAS) y Presión Arterial Diastólica (PAD)

*Fuente: Guía de Hipertensión Arterial JNC7 Modificado por: Kristopher Santo*

1.Organizacion Mundial de Salud  Who.int. 2020. Hipertensión. [online] Available at:  <https://www.who.int/es/news-room/fact-sheets/detail/hypertension> [Accessed 4 July 2020].

2. Salud.gob.ec. 2020. Hipertensión Arterial. [online] Available at: <https://www.salud.gob.ec/wp-content/uploads/2019/06/gpc_hta192019.pdf> [Accessed 4 July 2020].

3.Ministerio de Salud. Encuesta Nacional de Salud Y Nutrición. ENSANUT-ECU 2012.

4.Salud.gob.ec. 2020. Hipertensión Arterial. [online] Available at: <https://www.salud.gob.ec/wp-content/uploads/2019/06/gpc_hta192019.pdf> [Accessed 4 July 2020].

5.Alfonso Prínce,Salabert Tortoló, M., 2020. La Hipertensión Arterial: Un Problema De Salud Internacional. [online] Scielo. Available at: <http://scielo.sld.cu/scielo.php?script=sci_arttext&pid=S1684-18242017000400013> [Accessed 4 July 2020].

6. Baglietto-Hernández, J., 2020. Nivel De Conocimiento En Hipertensión Arterial En Pacientes Con Esta Enfermedad De La Ciudad De México. [online] Medigraphic.com. Available at: <https://www.medigraphic.com/pdfs/medintmex/mim-2020/mim201b.pdf> [Accessed 4 July 2020].

7.Ramos, M., 2020. Hipertensión Arterial: Novedades De Las Guías 2018. [online] Scielo.edu.uy. Available at: <http://www.scielo.edu.uy/pdf/ruc/v34n1/1688-0420-ruc-34-01-131.pdf> [Accessed 4 July 2020].

8.Tomymx.files.wordpress.com. 2020. Guía ESC/ESH 2018 Sobre El Diagnóstico Y Tratamiento De La Hipertensión Arterial. [online] Available at: <https://tomymx.files.wordpress.com/2014/01/s0300893218306791.pdf> [Accessed 4 July 2020]..

9. Rubio-Guerra, A., 2020. Nuevas Guías Del American College Of Cardiology/American Heart Association Hypertension Para El Tratamiento De La Hipertensión. ¿Un Salto En La Dirección Correcta?. [online] Medigraphic.com. Available at: <https://www.medigraphic.com/pdfs/medintmex/mim-2018/mim182k.pdf> [Accessed 4 July 2020].

10.Grupo de trabajo para el manejo de la hipertensión arterial de la Sociedad Europea de Hipertensión (SEH) y la Sociedad Europea de Cardiología (SEC). Guía de práctica clínica ESH/ESC 2013 para el manejo de la hipertensión arterial. Rev Esp Cardiol. 2013;66(10):880.e1-880.

11.British Columbia Medical Association, Ministry of Health Services. Guidelines & Protocols, Advisory Committee. Hypertension Diagnosis and Management. Effective Date: March 1, 2015.

12.British Columbia Medical Association, Ministry of Health Services. Guidelines & Protocols, Advisory Committee. Hypertension Diagnosis and Management. Effective Date: March 1, 2015.

13.British Columbia Medical Association, Ministry of Health Services. Guidelines & Protocols, Advisory Committee. Hypertension Diagnosis and Management. Effective Date: March 1, 2015.

14. Grupo de trabajo para el manejo de la hipertensión arterial de la Sociedad Europea de Hipertensión (SEH) y la Sociedad Europea de Cardiología (SEC). Guía de práctica clínica ESH/ESC 2013 para el manejo de la hipertensión arterial. Rev Esp Cardiol. 2013;66(10):880.e1-880

15. Newcastle Guideline Development and Research Unit, updated by the National Clinical Guideline Centre and the British Hypertension Society. Clinical management of primary hypertension in adults. NICE clinical guideline 127.August 2011.

16. Alfonso Prínce,Salabert Tortoló, M., 2020. La Hipertensión Arterial: Un Problema De Salud Internacional. [online] Scielo. Available at: <http://scielo.sld.cu/scielo.php?script=sci_arttext&pid=S1684-18242017000400013> [Accessed 4 July 2020]

# CAPÍTULO 5

## Enfermedad Arterial Periférica

*Giancarlo Daniel Sánchez Salazar*

## Definición

Aunque no existe consenso en cuanto a la definición, es aceptado que la Enfermedad Arterial Periférica (EAP) es un término amplio que abarca extensamente las enfermedades vasculares provocadas por ateroesclerosis y procesos tromboembólicos que alteran la estructura y función normal de las arterias no cardíacas y extracraneales. (1) Por lo tanto y como indica la guía del Colegio Americano de Cardiología/Asociación Americana del Corazón es un término que debe usarse para denotar enfermedades estenóticas, oclusivas y aneurismáticas de la aorta y sus ramificaciones excluyendo las arterias coronarias. Por su parte la guía de la Sociedad Europea de Cardiología es enfática en que el término se utilice solamente para exponer enfermedades que afectan a las arterias de los miembros inferiores, y por su prevalencia en primer nivel de atención será este el tema a tratar en este capítulo (2)

## Epidemiología

La Enfermedad Arterial Periférica (EAP) es una patología de difícil detección ya que su presentación es prevalentemente asintomática. La prevalencia de la EAP varía de acuerdo con el sexo, la edad y otros aspectos relacionados a la zona geográfica. Por ejemplo, el estudio Rotterdam encontró que la prevalencia aumenta desde el 12% alrededor de los 50 años hasta 60% en personas mayores de 80 años. La prevalencia de EAP tanto sintomática como asintomática es mayor en hombres jóvenes que en mujeres de la misma edad, dicha diferencia disminuye en edades avanzadas llegando a tener prevalencias similares para ambos sexos. (3)

Estudios han demostrado diferencias marcadas en cuanto a la prevalencia para diferentes etnias. En Estados Unidos la prevalencia es casi el doble en hombres afroamericanos que en otras etnias en todas las edades. Y la tendencia en mujeres es muy similar, con la diferencia que en este sexo la prevalencia de indios americanos es similar a los afroamericanos también. (4)

Uno de los estudios más grandes sobre paciente con EAP publicado en Lancet, realizado en 112027 pacientes incluyendo países de altos, medianos y bajos ingresos obtuvo resultados interesantes acerca de la prevalencia relacionada a estos factores socioeconómicos. Mientras la prevalencia de EAP en países de altos ingresos no difería entre hombres y mujeres, en países de medianos y bajos ingresos la prevalencia hasta los 85-89 años  fue mayor en mujeres que en hombres. También se encontró que más de dos tercios (69.7%) de EAP se concentró en países de medianos y bajos ingresos. Por esto resulta particularmente importante tener conocimiento del diagnóstico y tratamiento de esta enfermedad en un país en vías de desarrollo (5)

## Fisiopatología

La enfermedad arterial oclusiva que condiciona a un flujo sanguíneo disminuido hacia las extremidades causando cuadros sindrómicos se entiende como insuficiencia arterial periférica. La principal causa para que esto suceda es el proceso subyacente de enfermedad ateroesclerótica. Desde el punto de vista fisiopatológico la isquemia se puede clasificar en 2: Crítica y Funcional. La isquemia funcional se da cuando el flujo sanguíneo es adecuado en el reposo pero resulta insuficiente durante el ejercicio (fenómeno conocido como claudicación). Mientras que en la isquemia crítica el flujo es insuficiente en ambas situaciones. (6)  Los pasos para que se forme la placa ateroesclerótica son: primero el colesterol LDL pasa de la sangre a la íntima arterial a través de células endoteliales disfuncionales donde es oxidado. Luego los monocitos perciben la inflamación local causada por el LDL y migran a la pared arterial. Los monocitos fagocitan el LDL oxidado y se transforman en células espumosas. Cuando la célula espumosa muere libera un núcleo lipídico que luego será recubierto por la proliferación de células musculares lisas formando encima de este una capa fibrosa, y mientras más LDL se acumule más grande será la placa. Con el tiempo rupturas subclínicas seguidas de la reparación fisiológica de las placas se convierten en otro mecanismo para que esta aumente de tamaño. Causando finalmente la disminución del lumen de arterias periféricas (7) (8)

## Cuadro Clínico

La mayoría de pacientes con EAP son asintomáticos, siendo muy pocos quienes presentando los cambios fisiopatológicos presentan clínica franca. Siendo así la relación entre asintomáticos y sintomáticos entre 1:3 y 1:4. (3)Los pacientes con EAP se pueden agrupar en 3 grupos: con Claudicación clásica (10-30%), Dolor atípico de la extremidad (20-40%) y Asintomáticos(50%). Ya que los asintomáticos y quienes tienen clínica atípica predominan, resulta muy importante detectar en los pacientes los factores de riesgo para detectar el mayor número de pacientes con EAP y no solo saber reconocer la clínica de la patología. (9)   La sintomatología característica cuando se presenta, es dolor ante la deambulación de la extremidad (conocido como claudicación). Aunque estudios han demostrado que la mayoría de pacientes con EAP confirmada se pueden presentar con síntomas atípicos a la claudicación, estos pacientes con EAP confirmada y síntomas atípicos pueden presentar un deterioro funcional comparable a los pacientes con claudicación. (6) (10) .Aquellos pacientes que presentan clínica pueden ser estratificados según la escala de Leriche-Fontaine (Tabla 1). Dicha escala según la gravedad de los síntomas también presenta un valor pronóstico por lo cual es muy útil para elegir el tratamiento. (6) Algunos pacientes se pueden presentar con isquemia aguda o crónica de la extremidad. Signos clínicos que siempre se deben tomar en cuenta son: Pulsos disminuidos, soplos arteriales, llenado capilar prolongado, palidez a la elevación, cambios tróficos de la piel. (1)

*Tabla 1. Escala de Fontaine-Leriche*

| Grado I | Asintomático. Detectable por índice tobillo brazo <0.9 |
|---|---|
| Grado IIa | Claudicación intermitente no limitante para el ritmo de vida |
| Grado IIb | Claudicación intermitente limitante para el ritmo de vida |
| Grado III | Dolor o parestesias en reposo |
| Grado IV | Gangrena establecida. Lesiones tróficas |
| Grado III y/o IV | Isquemia crítica, Amenaza de pérdida de la extremidad |

**Diagnóstico**

La guía NICE de Enfermedad Arterial Periférica recomienda evaluar para EAP a pacientes con: síntomas sugestivos de EAP, pacientes con diabetes, lesiones que no sanan en piernas o pies o dolor inexplicable en piernas, pacientes considerados para intervenciones en piernas o pies, pacientes que necesitan usar medias de compresión. (11)

Tener en cuenta que pacientes con factores de riesgo que se presenten con claudicación intermitente se deberán realizar un índice de tobillo/brazo, ya que es un examen de screening para pacientes entre los 50-69 años con antecedentes que nos permitan sospechar en EAP. Además de ser un examen de scrennig en todos los pacientes mayores de 70 años aún sin antecedentes señalan las guías mexicanas. (3)

Los antecedentes patológicos personales y familiares deben ser siempre evaluados. La historia familiar debe incluir ACV, aneurismas de aorta, así como EAP. Se deberá registrar riesgo cardiovascular y comorbilidades. Estilo de vida, dieta, actividad física , caminata deberán ser preguntados sistemáticamente. (2) El grupo muscular afectado durante la presentación de la claudicación puede ayudar a localizar la oclusión. Lo mas típico es la ubicación gemelar, pero la presentación de claudicación con afectación de los músculos glúteos o del muslo pueden indicar afectación de las arterias ilíacas. (6)

## Índice Tobillo-Brazo

ITB en reposo con una sensibilidad >90% es el método no invasivo más fácil de aplicar y el más útil para el diagnóstico y seguimiento de la EAP porque además ayuda a detectar  EAP en pacientes asintomáticos. Figura 1. (3) (12) Realizar ITB en reposo es el estudio de primera línea recomendado por sociedades europeas y estadounidenses. (13)

La interpretación del ITB se realiza de acuerdo a la Tabla 2.

*Tabla 2. Interpretación ITB*

| | |
|---|---|
| 1.00 a 1.40 | Normal |
| >1.40 | Anormal elevado |
| 0.91 a 0.99 | Borderline |
| <0,9 | EAP |

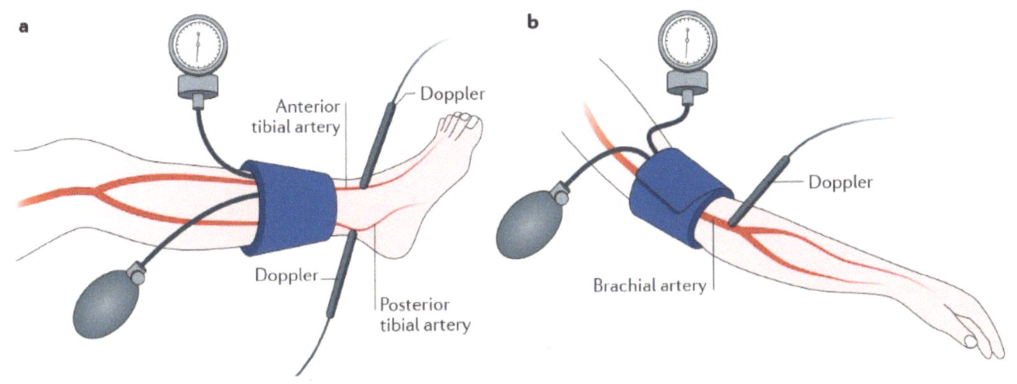


*Figura 1. Medición del Índice Tobillo Brazo (ITB) para el diagnóstico de EAP. Tomado de Peripheral artery disease:epidemiology and global perspectives. Fowkes, Jerry et al.2016. Cardiology. Nature Revies.*

## Estudios Complementarios

En pacientes con vasos de la extremidad inferior no compresibles (ITB mayor a 1,4), usualmente relacionado con diabetes, el índice Dedo del pie/ brazo puede ser utilizado. Pero si pese al examen físico, ITB en reposo, IDB no se llega a un diagnóstico definitivo de EAP en un paciente con historia de claudicación por esfuerzo, se debe realizar un ITB durante el ejercicio. Esta prueba se puede realizar midiendo el ITB inmediatamente después de hacer caminar al paciente en una cinta de correr por 5 minutos a 12 grados de elevación y 2 millas por hora o hasta que los síntomas fuercen al paciente a parar. Una alternativa para la cinta de correr es la prueba de caminar 6 minutos (cuan lejos y cuan rápido puede el paciente caminar en 6 minutos). (14)

En casos de sospecha de EAP con un ITB menor a 0.9 se recomienda realizar estudios no invasivos para para determinar el tratamiento. Por ejemplo la arteriografía se recomienda para pacientes que serán sometidos a manejo quirúrgico. De no poder realizarse la arteriografía se podría realizar angioresonancia. (3)

Es sumamente importante tomar en cuenta que la EAP usualmente no se presenta aislada, los colegios estadounidenses consideran el uso de ultrasonido para aneurismas aórticos abdominales como una medida razonable ya que en cohortes de pacientes con EAP se ha encontrado que la prevalencia de aneurisma aórtico abdominal fue de 9.0% en pacientes de 65 años hasta 15.8% en pacientes mayores de 75 años. Siendo de 4% hasta 7.6% en población sin EAP. (14)

## Tratamiento
### Tratamiento no Farmacológico

Los pacientes con EAP tienen un riesgo incrementado para eventos cardiovasculares mayores tales como infarto de miocardio, isquemia, derrames. Lo recomendable en pacientes con EAP diagnosticada es aplicar medidas que permitan mejorar la circulación y disminuir la sintomatología del paciente no solo al momento de presentarla sino como prevención futura, esto conlleva principalmente a cambios en el estilo de vida, como:
- Dejar de utilizar ropa ajustada
- Proteger las extremidades del frío
- No elevar las extremidades
- Ejercicio supervisado 3 veces por semanas por 3 meses con evaluación médica al finalizar los 3 meses
- Calzado especial
- Suspender hábito tabáquico

Estos cambios por si solo si bien no curan la causa de base que es la estenosis de una arteria, pueden mejorar la calidad de vida, aumentando el tiempo en que se presenta la claudicación en el paciente. (3) (1) (14)

### Tratamiento Farmacológico

El tratamiento farmacológico va dirigido a evitar complicaciones causadas por la estenosis, la placa ateromatosa. Mejorar la circulación hacia los tejidos distantes para disminuir al fin la sintomatología del paciente y mejorar su calidad de vida y su pronóstico.
- Medicamento de primera línea para claudicación intermitentes es el Cilostazol a una dosis de 100mg vía oral cada 12 horas durante un período de 3-6 meses. Sus efectos clínicos se pueden comenzar a apreciar a las 4 semanas dando su mayor efecto a las 12 semanas.

- Tratamiento con estatinas de alta intensidad como Pravastina o Atorvastatina para una meta de LDL de 70 mg/dL o menos (o reducir el 50% si el LDL se encuentra entre 70-135)
- Tratamiento antiplaquetario con Aspirina (75-325mg/día) para reducir el riesgo de IM, derrame, isquemias. El tratamiento con antiagregantes plaquetarios causa una reducción relativa de 23% y una reducción absoluta del 1,3% en eventos cardiovasculares mayores en pacientes con EAP.
- El clopidogrel es un fármaco antiagregante que ha demostrado ser mejor que la aspirina y otros antiagregantes en la reducción de eventos cardiovasculares mayores. Su dosis es de 75mg/día vía oral una vez al día.
- Es necesario tratar la hipertensión en pacientes con EAP para disminuir eventos cardiovasculares. Para este objetivo la familia más utilizada son los Inhibidores de la Enzima Convertidora de Angiotensina, como lo demostró el estudio Heart Outcomes Prevention Evaluation Study. El objetivo de presión aunque no es de consenso se recomienda sea una presión sistólica menor a 120mm/Hg
- El tratamiento para la diabetes si bien no disminuye eventos cardiovasculares mayores si disminuye el riesgo de enfermedades microvasculares y neuropatías, lo cual será beneficioso para el paciente. Este tratamiento se deberá basar en una HbA1c objetivo de acuerdo a la edad del paciente y deberá incluir un cuidado adecuado de los pies del paciente, inspección diaria de los pies y pronta evaluación de cualquier lesión o ulceración a este nivel.

Debido a la gravedad de eventos que podría conllevar subestimar un diagnóstico de EAP ante la sospecha de un paciente con EAP se recomienda realizar seguimiento al menos cada 6 meses cuando el paciente haya sido estabilizado y referir los casos más graves para tratamiento por especialidad en Segundo o Tercer Nivel lo más pronto posible. (2) (3) (6) (13) (14) (15)

**Tratamiento Quirúrgico**

La indicación de un tratamiento quirúrgico dependerá de la situación clínica del paciente así como del territorio vascular afectado. Por ejemplo pacientes con estadíos avanzados de isquemia (Fontaine III o IV) o pacientes con claudicación que limita la funcionalidad diaria sin respuesta a los cambios en el estilo de vida y tratamiento farmacológico son indicaciones claras para tratamiento quirúrgico. (14) Lesiones arteriales estenóticas como: Enfermedad aortoilíaca, femoropoplítea y de vasos distales siempre que los lechos de salida sean adecuados también son indicaciones de tratamiento quirúrgico por lo tanto deberán ser referidas. La simpatectomía lumbar es un tratamiento paliativo en isquemias críticas como alternativa al manejo de úlceras isquémicas. (3)

## *Algoritmo de Tratamiento EAP*

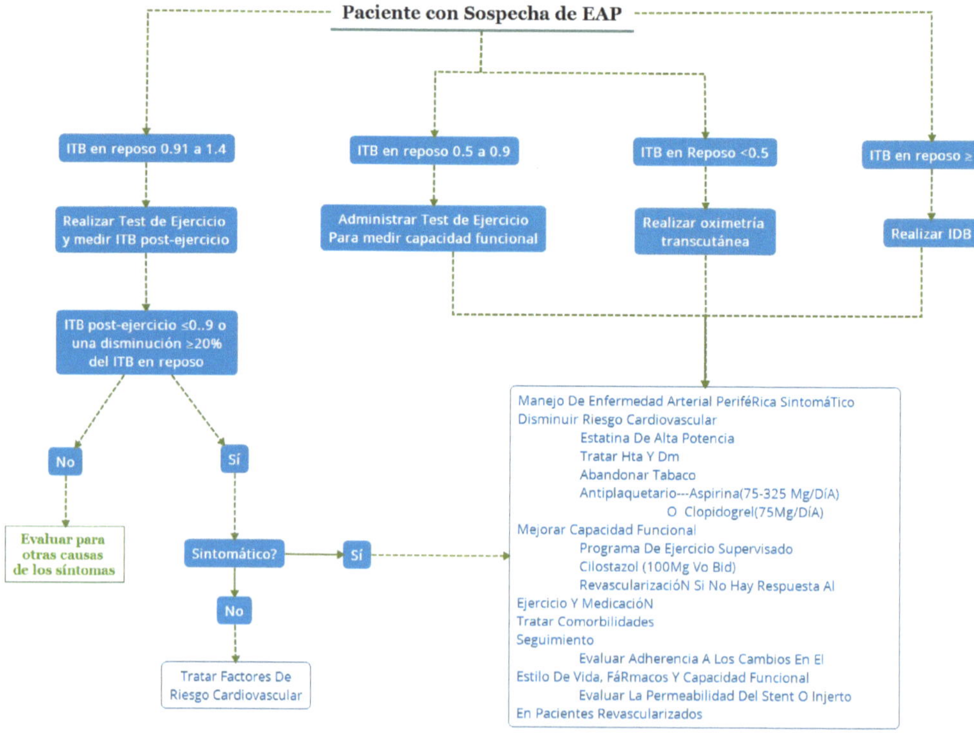

1.Kullo I, Rooke T. Peripheral Artery Disease. The New England Journal of Medicine. 2016 Marzo; 374.

2.Aboyans V, Ricco J, Bartelink ML, Björck M, Cohnert T, Collet , et al. 2017 ESC Guidelines on the Diagnosis and Treatment of Peripheral Arterial Diseases, in collaboration with the European Society for Vascular Surgery (ESVS). European Heart Journal. 2017 Agosto.

3.Diagnóstico y Tratamiento de la Enfermedad Arterial Periférica Mexico: Secretaría de Salud; 2009.

4.Criqui M, Aboyans V. Epidemiology of Peripheral Artery Disease. Circulation Research. 2015 Noviembre; 116(9).

5.Fowkes G, Rudan D, Rudan I, Aboyans V, Denenberg J, McDermott M, et al. Comparison of global estimates of prevalence and risk factors for peripheral artery disease in 2000 and 2010: a systematic review and analysis. The Lancet. 2013 Otcubre; 382.

6.Serrnao F, Conejero A. Enfermedad arterial periférica: aspectos fisiopatológicos, clínicos y terapéuticos. Revista Española de Cardiología. 2007; 60(9).

7.Muller M, Reed A, Sinoway LaL. Physiology in Medicine: Peripheral arterial disease. Journal of Applied Physiology. 2013 Agosto; 115.

8.Muir R. Peripheral arterial disease: Pathophysiology, risk factors, diagnosis, treatment, and prevention. Journal of Vascular Nursing. 2009 Junio; XXVII (2).

9.Olin J, White C, Armstrong E, Kadian-Dodov D, Hiatt W. Peripheral Artery Disease. Journal of the American College of Cardiology. 2016 Marzo; 67(11).

10.Gerhard-Herman M, Gornik H, Barrett C, Barshes N, Corriere M, Drachman D, et al. 2016 AHA/ACC Guideline on the Management of Patients With Lower Extremity Peripheral Artery Disease: Executive Summary. Circulation. 2017 Marzo;(135).

11.National Institute for Healt and Care Excellence. Peripheral arterial disease: diagnosis and management United Kingdom: NICE; 2018.

12.Morcos R, Louka B, Tseng A, Misra S, McBane R, Esser H, et al. The Evolving Treatment of Peripheral Arterial Disease through Guideline-Directed Recommendations. Journal of Clinical Medicine. 2018; 7(9).

13.Kithcart A, Beckman J. ACC/AHA Versus ESC Guidelines for Diagnosis and Management of Peripheral Artery Disease. Journal of the American College of Cardiology. 2018 Noviembre; 72(22).

14.Firnhaber J, Powell CS. Lower Extremity Peripheral Artery Disease: Diagnosis and Treatment. American Academy of Family Physicians Journal. 2019.

15.Hiatt W, Fowkes J, Heizer G, Berger J, Baumgartner I, Held P, et al. Ticagrelor versus Clopidogrel in Symptomatic Peripheral Artery Disease. The New England Jounal of Medicine. 2016 Noviembre.

# CAPÍTULO 6

## Salud Mental En Atención Primaria
*Verónica Lucía Hernández Nieto*

## Principios esenciales en salud mental

"Los proveedores de atención de la salud deben guiarse por las buenas prácticas clínicas en sus interacciones con todas las personas que buscan atención. Deben respetar la privacidad de las personas que buscan atención para trastornos mentales, neurológicos o por uso de sustancias; deben establecer y fomentar una buena relación con ellos y con sus cuidadores, y responder en una manera imparcial, de apoyo y no estigmatizadora a aquellas personas que necesitan esta atención" (1).

Tomando en cuenta la actual tendencia a dejar atrás los "manicomios" y a integrar al paciente al sistema de salud general (2) el médico de atención primaria tiene la obligación de conocer no solo lo concerniente a teoría en cuanto a las bases de la especialidad de psiquiatría sino también de realizar una aproximación que respete la dignidad de la persona, sea culturalmente sensible, apropiada y libre de discriminación o estigma (1)

Al atender un paciente que acude con una dolencia emocional es importante que el médico comprenda que no estamos en posición de juzgar ni decidir por el paciente y por lo tanto nos hemos de limitar al emitir juicios de valor y sugerencias sobre lo que este debería o no hacer (3). El encuentro y el diálogo son en sí terapéuticos por lo que nuestro solo discurso podría llegar a ser ioatrogénico frente a lo cual es importante "no es someter al otro a mi mundo, ni siquiera poner a su disposición mi mundo, sino dejar al otro construir su propio mundo y su ser" (4)

Al ser parte de una rama una de estudio con importante connotación humanística (2), el personal de salud de todos los niveles de atención tiene la obligación de fomentar la oferta de los servicios de salud mental (4) para evitar que el paciente pierda tiempo valioso en el curso de su enfermedad antes de llegar a beneficiarse del manejo especializado.

## Síndrome confusional agudo
### Definición

El síndrome confusional agudo o delirium se define como un síndrome orgánico cerebral (5) y neuroconductual (6) de etiología variada que afecta a las funciones mentales superiores, característicamente la alteración de conciencia es el principal síntoma, sin embargo, la atención, orientación, percepción, pensamiento, memoria, psicomotricidad, afecto y sueño suelen estar comprometidos de forma paralela (5)(7)(8)(9)(10)(11)(6).

Aunque algunos autores consideran que los términos "delirium" y "delirio" son intercambiables (12), es sumamente importante aclarar la diferencia entre ellos ya que estos términos suelen ser confundidos por el personal no especializado en salud mental. Mientras "delirium" hace alusión al síndrome que estudiamos en este capítulo, "delirio" o idea delirante se define como una alteración del contenido del pensamiento consistente en una creencia falsa, derivada de una interpretación incorrecta de la realidad, que es firmemente sostenida e irrebatible a toda argumentación lógica (13).

## Epidemiología

El delirium es un síndrome común (7) y altamente prevalente (14) y aún infradiagnosticado (15). Aunque puede presentarse en cualquier grupo etario, es especialmente frecuente en pacientes adultos mayores (15) (6), de hecho los datos obtenidos en población norteamericana reflejan que en Estados Unidos aproximadamente 12 millones de adultos mayores son diagnosticados de delirium cada año (16) lo que implica un gasto económico que en 2011 superó los 164 miles de millones de dólares (16), dato que es llamativo tomando en cuenta de que existen subregistros del diagnóstico y que las estadísticas hablan de que aproximadamente cinco de cada seis casos no son diagnosticados (6).

La prevalencia del síndrome confusional varía de forma significativa en relación a la población (7) y el área médica (6) estudiadas.

En hospitalización general está entre 11% y 42% de internos en general (15) (9), y supera el 30% cuando hablamos solo de pacientes adultos (7), existen datos de que al menos 18% de los pacientes diagnosticados con síndrome confusional en hospitalización ya lo presentaban desde su ingreso al departamento de emergencias (6).

El área quirúrgica con una prevalencia de delirium de alrededor del 50% (7) (15) (6), la unidad de cuidados intensivos en la que se reportan cifras que superan el 80% y (7) (6) (17)  y el área de cuidados paliativos con más del 88% de prevalencia de este diagnóstico en las últimas horas de vida (9) son los servicios médicos con mayor número de casos.

## Fisiopatología

La fisiopatología del síndrome confusional es multifactorial y comprende la interacción compleja entre factores de riesgo y agentes nocivos (15), su fisiopatología no comprende del todo (18) (19), pero para su comprensión se han establecido diferentes hipótesis dentro de las cuales destacan las relacionadas con disfunción en estructuras anatómicas cerebrales (7)(8), desbalance dopaminérgico, serotoninérgico, colinérgico, gabaérgico y glutamatérgico (15) (7) (8), estrés oxidativo (19) y desregulación inflamatoria u hormonal (7) (19).

## Cuadro clínico

El cuadro clínico puede ser variable (18), usualmente tiene un inicio súbito (6), evolución breve (entre horas a días) (13) y  naturaleza fluctuante (7) (8) 9) (13) (18).

La presentación clínica se caracteriza por alteración del estado de conciencia que fluctúan entre la vigilia y el estupor (7) de manera que en diferentes evaluaciones en un mismo día el paciente puede ser abordable e impresionar lucidez, o encontrarse estuporoso sin respuesta al interrogatorio (18), característicamente el deterioro del estado de conciencia del paciente suele verse en horas de la tarde cuando la estimulación ambiental suele ser menor (8).

Las alteraciones de la percepción son frecuentes (13), el paciente suele presentar alucinaciones auditivas o visuales (7) que se acompañan de actitud alucinatoria evidente (el paciente actúa en respuesta a lo que ve y escucha), no es infrecuente observar alteraciones del curso y contenido del pensamiento como disgregación del pensamiento, paranoia, y otros delirios francos (7)

La atención también suele encontrarse alterada, generalmente se observa dificultad para dirigir, focalizar o sostener la prosexia (18), asimismo la orientación es una de las funciones que casi siempre esta comprometida (13)

Se observan con frecuencia trastornos de la memoria especialmente en registro y evocación de la información recientemente adquirida, además de predominio de evocación de la memoria retrógrada en su discurso, que usualmente es muy desorganizado (18).

El ciclo sueño/vigila está afectado, generalmente hay inversión del ciclo, el paciente suele dormir durante el día y encontrarse inquieto en la noche (13). todas estas alteraciones pueden ir (1) acompañadas de trastornos psicomotores y emocionales (desde irritabilidad sutil o ansiedad, hasta disforia o incluso euforia) (13).

La alteración de la esfera psicomotriz ayuda a clasificar al delirium (13), se lo cataloga como hiperactivo cuando el paciente se presenta hipervigilia, inquietud o agitación psicomotriz, se trata de un delirium hipoactivo si predomina la lentificación psicomotora, somnolencia, apatía o letargia y cuando existen características de ambos grupos, se lo clasifica como delirium mixto  (7)(8)(18).

Los síntomas suelen desaparecer cuando se resuelve la causa desencadenante(13), sin embargo en ocasiones esto no es posible y el cuadro puede cronificarse (7).

Al ser el síndrome confusional una patología secundaria a un cuadro orgánico es necesario reconocer los factores predisponentes y precipitantes de la entidad nosológica (Ver tabla 1).

**Diagnóstico**
La presencia de delirium se establece por la clínica (4), asegurándonos siempre de filiar la causa primaria y hacer un análisis exhaustivo de los posibles factores precipitantes (17).

Usualmente la entrevista al paciente que padece esta entidad nosológica conlleva una elevada dificultad debido a la alteración de las funciones mentales superiores que suele estar presente por lo que ayudarnos con la información brindada por lo familiares nos permite recabar datos para el diagnóstico, al obtener esta información es importante siempre solicitar una lista pormenorizada de los fármacos de uso habitual en el paciente ya que un tercio de las causas de delirium se relacionan con los fármacos (18) (20).

| Tabla 1: Factores predisponentes y precipitantes del delirium | |
| --- | --- |
| **Factores predisponentes** | **Factores Precipitantes** |
| Características demográficas<br>  Edad avanzada<br>  Sexo masculino | Fármacos<br>  Sedantes e hipnóticos<br>  Narcóticos<br>  Anticolinérgicos<br>  Polifarmacia<br>  Deprivación alcohol/fármacos |
| Situación mental<br>  Demencia<br>  Deterioro cognitivo<br>  Antecedentes de delirium<br>  Depresión y ansiedad | Enfermedades neurológicas<br>  Accidente cerebrovascular (hemisferio no dominante)<br>  Meningitis o encefalitis |
| Situación funcional<br>  Dependencia funcional<br>  Síndrome de inmovilidad<br>  Caídas | Cirugía<br>  Ortopédica<br>  Cardíaca<br>  Cirugía no cardíaca |
| Alteraciones de los sentidos<br>  Pérdida de visión<br>  Pérdida auditiva | Deprivación de sueño |
| Fármacos<br>  Polifarmacia<br>  Medicamentos psicotrópicos<br>  Alcoholismo | Ambientales<br>  Ingreso en cuidados intensivos<br>  Contenciones físicas<br>  Sondaje vesical<br>  Múltiples intervenciones<br>  Estrés |
| Enfermedades coexistentes<br>  Gravedad de la enfermedad<br>  Pluripatología<br>  Insuficiencia renal o hepática<br>  Antecedentes de ictus<br>  Enfermedades neurológicas<br>  Alteraciones metabólicas<br>  Fracturas o traumatismos<br>  Enfermedad terminal<br>  Infección por el virus de la inmunodeficiencia humana | Enfermedades intercurrentes<br>  Infecciones<br>  Iatrogenia<br>  Enfermedad aguda grave<br>  Hipoxia<br>  Shock<br>  Fiebre o hipotermia<br>  Anemia<br>  Deshidratación o desnutrición<br>  Alteraciones metabólicas |
| Disminución de la ingesta oral<br>  Deshidratación<br>  Malnutrición | |

*Tomado de Veiga F, Jentoft JC. Etiología y fisiopatología del delirium. 2008;43:4–12*

Para el diagnóstico del síndrome confusional, el clínico se guiará por los criterios del manual estadístico y diagnóstico de los trastornos mentales que actualmente cursa su quinta edición (21) (Ver tabla 2) y también puede utilizar herramientas validadas (17), existen varias disponibles, sin embargo la más ampliamente utilizada es el método de evaluación del estado confusional (CAM por sus siglas en inglés) (7)(16) que presenta una sensibilidad del 93% y una especificad del 89% (13). (Ver tabla 3)

| Tabla 2: Criterios diagnósticos para delirium DSM-V |
| --- |
| A. Una alteración de la atención (p. ej., capacidad reducida para dirigir, centrar, mantener o desviar la atención) y la conciencia (orientación reducida al entorno). |
| B. La alteración aparece en poco tiempo (habitualmente unas horas o pocos días), constituye un cambio respecto a la atención y conciencia iniciales y su gravedad tiende a fluctuar a lo largo del día. |
| C. Una alteración cognitiva adicional (p. ej., déficit de memoria, de orientación, de lenguaje, de la capacidad visoespacial o de la percepción). |
| D. Las alteraciones de los criterios A y C no se explican mejor por otra alteración neurocognitiva preexistente, establecida o en curso, ni suceden en el contexto de un nivel de estimulación extremadamente reducido, como sería el coma. |
| E. En la anamnesis, la exploración física o los análisis clínicos se obtienen evidencias de que la alteración es una consecuencia fisiológica directa de otra afección médica, una intoxicación o una abstinencia por una sustancia (p. ej., debida a un consumo de drogas o a un medicamento), una exposición a una toxina o se debe a múltiples etiologías. |

*Adaptado de American Psychiatric Association. Guía de consulta de los criterios diagnósticos del DSM-5®*

| Tabla 3: Método De Evaluación Del Estado Confusional (CAM) | | |
|---|---|---|
| 1 | Inicio agudo y curso fluctuante | Esta característica generalmente se obtiene de un miembro de la familia o una enfermera y se muestra mediante respuestas positivas a las siguientes preguntas: ¿Existe evidencia de un cambio agudo en el estado mental desde el estado basal del paciente? ¿El comportamiento (anormal) fluctuó durante el día, es decir, ¿tendió a ir y venir, o aumentó o disminuyó en severidad? |
| 2 | Alteración de la atención | Esta característica se muestra mediante una respuesta positiva a la siguiente pregunta: ¿Tuvo el paciente dificultades para centrar la atención, por ejemplo, es fácilmente distraíble o tiene dificultades para hacer un seguimiento de lo que se le dice? |
| 3 | Pensamiento desorganizado | Esta característica se muestra mediante una respuesta positiva a la siguiente pregunta: ¿Está el pensamiento del paciente desorganizado o incoherente, con divagaciones o conversaciones irrelevantes, flujo de ideas poco claro o ilógico, o cambio impredecible de un tema a otro? |
| 4 | Alteración del estado de conciencia | Esta característica se muestra con cualquier respuesta que no sea "alerta" a la siguiente pregunta: En general, ¿cómo calificaría el nivel de conciencia de este paciente? (alerta [normal], vigilante [hiperalerta], letárgico [somnoliento, se despierta fácilmente], estupor [difícil de despertar] o coma [no se despierta]) |
| El diagnóstico de delirio por CAM requiere la presencia de los puntos 1 y 2 (ambos) y de uno de los puntos 3 o 4 | | |

*Adaptado de Inouye SK, Van Dyck CH, Alessi CA, Balkin S, Siegal AP, Horwitz RI. Clarifying confusion: The confusion assessment method: A new method for detection of delirium. Ann Intern Med. 1990;113(12):941–8.*

## Tratamiento

Dado que el síndrome confusional es secundario a etiologías potencialmente fatales -como eventos cerebro vasculares, hipoglicemia, desequilibrio hidroelectrolítico, intoxicaciones- debe ser manejado como una emergencia médica hasta que se demuestre lo contrario (7) y deben filiarse los agentes desencadenantes de forma prioritaria (7) (8) ya que el delirium se puede revertir cuando los precipitantes identificados son tratables (9)

El abordaje del síndrome confusional debe ser multidimensional, es decir que deben manejarse de forma concomitante los factores predisponentes y precipitantes por métodos farmacológicos y no farmacológicos (18) (Ver figura 1).

Si en el cuadro clínico se evidencia agitación psicomotriz que pueda interferir con el manejo del paciente, está indicada la intervención farmacológica con la finalidad de procurar seguridad y confort al paciente (7).

Aunque ningún antipsicótico tiene indicación oficial en el síndrome confusional (7) la evidencia muestra que la combinación de Lorazepam y haloperidol han sido eficaces en el manejo del delirium (15)

*Figura 1: Manejo no farmacológico del síndrome confusional*

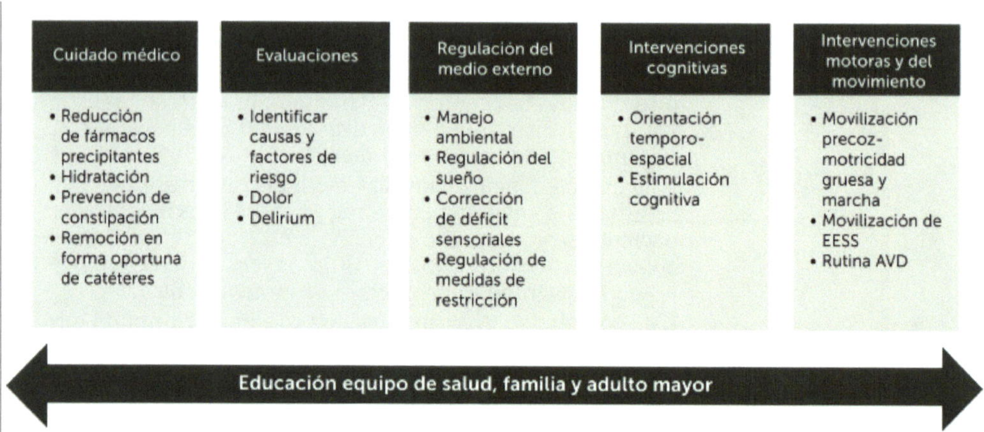


*AVD: Actividades de vida diaria. Tomado de Tobar E, Alvarez E. Delirium En El Adulto Mayor Hospitalizado. Rev Médica Clínica Las Condes [Internet]. 2020;31(1):28–35.*

**Pronóstico**

El síndrome confusional es una causa frecuente de morbilidad y mortalidad, especialmente en población adulta mayor hospitalizada y es además un predictor de severidad en pacientes más jóvenes (8).

Esta entidad está asociada con una gran cantidad de pobres resultados en el manejo del paciente tales como aumento del riesgo de caídas, deterioro cognitivo, disminución de la funcionalidad, institucionalización, prolongación del tiempo de hospitalización, demencia y aumento de la mortalidad (15) (17) (6).

Sin embargo en los casos en los que el delirium se logra revertir rápidamente este no está asociado a resultados clínicos adversos (22), por lo que un adecuado cribaje, la detección temprana y abordaje adecuado del síndrome confusional en todos los niveles de atención es indispensable (13).

## Recomendaciones

- Una rápida identificación del síndrome confusional es de vital importancia ya que el delirium puede ser la única manifestación de una patología sistémica (7).
- El delirium debe ser tratado como una emergencia médica hasta que se demuestre lo contrario (8).
- La identificación de la causa subyacente al delirio es prioridad en el manejo del cuadro (10).
- Un precipitante de delirium frecuente en el adulto mayor es el hecho de no tener a mano sus anteojos y aparatos de audición al ser ingresados en una unidad médica (8).
- La impactación fecal y la retención urinaria deben ser factores evaluados en pacientes con delirium ya que con frecuencia son factores precipitantes (8).

## Conducta suicida

### Definición

La décima edición de la Clasificación Internacional de Enfermedades (CIE-10), define al suicidio como "la muerte ocasionada por lesión autoinfligida informada como intencional"(10).

Al suicidio también se lo define como cualquier muerte que resulte de un acto llevado a cabo por la víctima (23), una actuación humana que produzca el cese de la propia vida (24) y como el acto de terminar intencionalmente con la propia vida (25).

La conducta suicida por su parte se entiende como un continuum con varias categorías de expresión (24) (26) (27) y puede culminar en uno o varios intentos y en el peor de los casos con la muerte (28).

Es importante distinguir la conducta suicida del parasuicidio o autolesión no suicida como lo es por ejemplo el cutting, en el que la persona no tiene como propósito causarse la muerte (25) (29) (23) (24).

### Epidemiología

Actualmente el suicidio se ubica como una de las principales causas de muerte global con un incremento sustancial estimado para las próximas décadas (25) (26) por lo que se ha convertido en un objetivo prioritario de la salud pública (27).

Según la Organización Mundial de la Salud, de forma global aproximadamente 800 000 personas se suicidan cada año, generando un grave problema de salud pública (30), ubicándose actualmente en el segundo lugar de causas de defunción en el grupo etario de 15 a 29 (23) (24)(31) y representando el 50% de la totalidad de las muertes violentas entre hombres y el 71% entre mujeres (31) con reportes de un incremento de casos en la niñez y adolescencia (26), siendo las armas, la intoxicación por plaguicidas y el ahorcamiento los formas más utilizadas (31).

En el adulto mayor la tasa de suicidios es tres veces mayores que en las personas de 15 a 24 años (24).

Los datos estadísticos varían entre regiones por acción de las diferencias culturales y la naturaleza del comportamiento en cada cultura (25). Así, por ejemplo en los países desarrollados como Canadá y Estados Unidos se registran tasa de mortalidad por suicidio de hasta 40 suicidios/100.000 habitantes (27).

En Colombia por su parte el suicidio ocupa el cuarto lugar entre las formas de muerte violenta (26) (28) (31).

En Ecuador para el año 2019 el Instituto Nacional de Estadísticas y Censos reporta 1195 suicidios consumados que representan el 1.6% del total de defunciones para ese año, el grupo etario predominante fue el comprendido entre 20 a 24 años con el 16.6%, seguido del grupo de 16 a 19 años con el 13.9% y del grupo de 25 a 29 años con el 12.1% casos (32).

Cuando se diferencia por género, las mujeres presentan mayor prevalencia de intentos suicidas (23), mientras que el varón un mayor registro de suicidio consumado (28). En las mujeres la edad de mayor presentación es ente 15 a 17 años, mientras que en los hombres se presentan picos entre los 20 a 24 y los 70 y 74 años (26).

En Ecuador en el grupo de 18 a 29 años el suicidio ocupa el tercer lugar entre las causas de defunción en el año 2019 con el 12.1% de las defunciones en este grupo etario, de las cuales un 21,4% correspondieron al género femenino y 78,6% al masculino (32).

## Fisiopatología

El suicidio es una entidad con una gran cantidad de factores que lo influyen más que una entidad nosológica en si por lo que entender su fisiopatología (33), al ser un evento multicausal, no puede atribuirse a un mecanismo fisiopatológico único, razón por la cual, es de suma importancia el estudio de los factores de riesgo y protectores asociados (31).

La investigación en el área sin embargo se ha enfocado en una respuesta neurobiológica a esta incógnita con el análisis de teorías basadas en alteraciones de los neurotransmisores, genéticas, neuroendócrinas y de imagen (33).

Adicionalmente se han intentado establecer a los patrones de inflamación como contribuidores de la patogénesis del suicidio, en particular el papel de las citocinas proinflamatorias como el interferón alfa con estudios que ya consiguen relacionarlo con la fisiopatología de la depresión mayor (34) (35) (26).

## Cuadro clínico

El cuadro del paciente con riesgo suicida varia a través de un continuum por lo que no nos podemos referir a una presentación característica, por lo tanto se recomienda la evaluación del riesgo suicida en todos los pacientes (33).
La conducta suicida puede dividirse para su estudio de forma más específica en varias categorías (25):

- Ideación suicida, que se refiere a los pensamientos y fantasías con el acto de poner fin a la vida propia (24), (23).
- Amenaza suicida, ya que los pensamientos con frecuencia son expresados (27), de forma verbal o no verbal (23).
- Plan suicida, que es la elucubración de un método específico para morir (25).
- Intento suicida, es decir la realización de un acto autolesivo que no culmina con la muerte (27)

- Suicidio consumado, cuando el intento suicida consigue el cometido de ponerle fin a la vida (24).

Para una correcta categorización del paciente es importante conocer los factores de riesgo que pueden desencadenar un acto suicida (23). (Ver tabla 4)

## Diagnóstico

El suicidio es una de las principales causas de muerte a nivel mundial sin embargo existen múltiples dificultades en la comprensión y reconocimiento del comportamiento suicida principalmente porque dependemos de la subjetividad del paciente quien muchas veces niega los pensamientos suicidas (36).

Una evaluación del riesgo suicida debe llevarse a cabo en todos los pacientes que se presentan a nuestra valoración luego de haber realizado un intento suicida o expresado un deseo de muerte, todos los intentos suicidas deben ser tomados en serio aunque nos impresionen un acto de naturaleza manipulativa (33).

Para el diagnóstico de un elevado riesgo suicida es recomendable basarnos en una evaluación pormenorizada de cada caso, para esto es recomendable conocer los indicadores de elevada intención suicida (Ver tabla 5) y apoyarse en escalas prediseñadas.

| Tabla 4: Factores de riesgo para suicidio |
|---|
| Enfermedad psiquiátrica<br>    Depresión mayor<br>    Trastorno bipolar<br>    Dependencia a alcohol o estupefacientes<br>    Esquizofrenia<br>    Trastornos de personalidad<br>    Trastorno cerebral orgánico<br>    Trastorno de pánico |
| Etnia |
| Estado civil (viudez, divorcio o separación) |
| Vivir solo |
| Pérdidas personales recientes |
| Desempleo |
| Dificultades financieras |

| |
|---|
| Enfermedades comórbidas (dolor, enfermedad crónica o terminal) |
| Historia de intentos suicidas anteriores |
| Género masculino |
| Edad avanzada |
| Historia familiar de suicidio |
| Alta hospitalaria reciente |
| Armas de fuego en el hogar |
| Desesperanza |

*Tomado de Stern T, Fricchione G, Cassem N, Jellinek M, Rosebaum J. Massachusetts General Hospital handbook of general hospital psychiatry. 6th ed. Brigido A, editor. Philadelphia: Saunders; 2010. 541–549 p.*

Una de los métodos estandarizados de evaluación del riesgo suicida es la escala SAD PERSONS (SPS por sus siglas en inglés) desarrollada por Patterson, Dohn, Bird y cols. en1983 y su versión modificada (modified SPS) (37), sin embargo esta debe ser considerada una guía práctica en la predicción del riesgo inicial en adultos  mas no para una evaluación psiquiátrica de especialidad (38) (37).

| Tabla 5: Indicadores de elevada intención suicida |
|---|
| Intento cometido en situación de aislamiento |
| Intento cometido de tal forma que la intervención de terceros era improbable |
| El paciente tomó precauciones contra la intervención de otras personas |
| El paciente preparó detalladamente el intento |
| El paciente dejó nota o carta suicida |
| El paciente dejo nota ocarta suicida |
| El paciente mantuvo su intención en secreto |
| Existió premeditación |
| El paciente tomó alcohol para facilitar la ejecución del intento |

*Adaptado de Alejandro Gómez G. Evaluación del riesgo de suicidio: enfoque actualizado. Rev Médica Clínica Las Condes. 2012;23(5):607–15*

Esta escala de diez parámetros (Ver tabla 6) no debe ser usada como único método de evaluación (37).

**Tratamiento**
El manejo del intento suicida requiere iniciar con la estabilización de cualquier secuela de la conducta suicida, es prioritario atender cualquier condición presente o potencial que pueda poner en riesgo la vida del paciente

(33) como el delirium, enfermedades médicas o la intoxicación por medicamentos o por otras sustancias (39)

La aproximación al paciente debe estar libre de juicios de valor, ofrecer apoyo, ser empática y ofrecer cierto nivel de privacidad al paciente de esta manera estableceremos un vínculo adecuado que permita al paciente ofrecer datos importantes en la historia y percibir nuestro deseo de ayudar (33).

| Tabla 6: Escala SAD PERSONS modificada | | |
|---|---|---|
| S | sexo masculino | 1 |
| A | edad (age) 15-25 o 59+ años | 1 |
| D | depresión o desesperanza | 2 |
| P | previos intentos suicidas o requerimiento de servicios psiquiátricos | 1 |
| E | (ethanol or drug) uso excesivo de alcohol o estupefacientes | 1 |
| R | (rational thinking loss) pérdida del pensamiento racional (psicosis o tr. orgánicos) | 2 |
| S | soltero/a, viudo/a o divorciado/a | 1 |
| O | organización del intento suicida | 2 |
| N | no soporte social | 1 |
| S | S: (Stated future intent) determinado a repetir el intento o ambivalente | 2 |
| 0–5: Puede ser seguro el manejo ambulatorio (dependiendo de las circunstancias) 6-8: Probablemente requiera evaluación psiquiátrica >8: Probablemente requiera manejo intrahospitalario | | |

*Adaptada de Warden S, Spiwak R, Sareen J, Bolton JM. The SAD PERSONS Scale for Suicide Risk Assessment: A Systematic Review. Arch Suicide Res. 2014;18(4): 313–26.*

El acto suicida puede ser secundario a múltiples causas (28) (39), es un error pensar que todo intento de suicidio obedece a una depresión mayor (Ver tabla 7), el tratamiento variará dependiendo de la causa que lo precipite, por lo tanto es recomendable que todos los pacientes atendidos por un intento de suicidio sean manejados psiquiátricamente en cuanto sea posible (40).

El tratamiento del paciente suicida será preferentemente multidimensional tomando en consideración aspectos biológicos, psicológicos y sociales por lo que se recomienda la formación de un equipo multidisciplinario (40).

El tratamiento en atención primaria dependerá de la patología primaria y la condición del paciente, así pacientes con extrema angustia o excitación psicomotriz como primera medida se recomienda administrar ansiolíticos benzodiacepínicos como el lorazepam o clonazepam, por vías oral y sublingual, y el diazepam, oral o intravenoso con monitorización de la saturación de oxígeno, para pacientes con síntomas psicóticos se prefiere utilizar antipsicóticos incisivos, el haloperidol es de primera elección por vía oral o intramuscular (39).

| Tabla 7: Frecuencia de suicidios en las distintas patologías psiquiátricas | |
| --- | --- |
| **De cada 100 pacientes con…** | **Mueren por suicidio** |
| Depresión mayor | 15 |
| Depresión mayor con síntomas psicóticos | 75 |
| Alcoholismo | 10 |
| Alcoholismo + trastorno del ánimo | 75 |
| Esquizofrenia | 10 |
| Trastornos de ansiedad | 17 |

*Tomado de Arbesú Prieto J. Evaluación del riesgo de suicidio. Semer Soc Esp Med Rural Gen (Ed Impr). 2006;16–7.*

Como hemos indicado anteriormente no todos los casos de intento suicida son secundarios a una depresión mayor, pero dado el caso que así sea, no debemos pensar que la administración de antidepresivos será útil en la crisis suicida ya que la medicación antidepresiva tiene un período de latencia de 2 a 3 semanas hasta que se evidencia su efecto sobre el estado de ánimo ya que su efecto se observa a largo plazo (39).

**Pronóstico**

Frente a un caso de intento suicida las intervenciones pueden llegar a ser efectivas dependiendo de la patología subyacente sin embargo la bibliografía reporta que el 10% de personas que sobreviven a un intento suicida finalmente lo llegarán a consumar. Es por esto que es prioritario que el profesional tenga conocimientos técnicos suficientes como para diagnosticar el riesgo de manera precoz, que pueda tomar las precauciones para asegurar la vida del paciente, y que pueda hacer un tratamiento adecuado (39).

## Recomendaciones

- La aproximación al paciente debe estar libre de juicios de valor, ofrecer apoyo, ser empática y ofrecer cierto nivel de privacidad al paciente de esta manera estableceremos un vínculo adecuado que permita al paciente ofrecer datos importantes en la historia y percibir nuestro deseo de ayudar (33)

- Es un error pensar que todo intento de suicidio obedece a una depresión, el tratamiento variará dependiendo de la causa que lo precipite, por lo tanto es recomendable que todos los pacientes atendidos por un intento de suicidio sean manejados psiquiátricamente en cuanto sea posible (40).

- Todos los intentos suicidas deben ser tomados en serio aunque nos impresionen un acto de naturaleza manipulativa (33).

- Un empeoramiento sintomático brusco o una mejoría inesperada del cuadro (tranquilidad siniestra) deben ser minuciosamente estudiadas (40).

- Las mujeres suelen tener mayor prevalencia de intentos suicidas (23), mientras que el género masculino presenta un mayor registro de suicidio consumado (28).

- "Quien dice que se va a matar no lo hace" es una falsa creencia, un 70 - 80% de suicidios consumados expresaron sus intenciones a sus familiares o a un médico semanas antes de llevarlo a cabo y el 40 - 60% consultó a un servicio psiquiátrico la semana anterior al intento (39).

- Muchos pacientes con ideación suicida suelen sentirse aliviados al ser preguntados sobre el tema y poder expresarse sin recibir juicios de valor (33).

- Mientras avanza la edad el riesgo de suicidio aumenta, los adultos mayores suelen consumar el suicidio con mayor eficacia que el resto de grupos etarios, es recomendable evaluar riesgo suicida en todo paciente adulto mayor (39).

## Agitación psicomotriz y paciente con riesgo de heteroagresión
### Definición

La agitación psicomotriz se define como un estado de inquietud motora y tensión mental (41) que no se presenta acorde al contexto medioambiental y en la que impresiona haber actividad sin un objetivo aparente (42).

Suele tener una intensidad variable y puede significar un riesgo para el paciente y para quienes lo rodean (42)

La agitación psicomotriz puede ser orgánica, cuando existe alteración de la conciencia y orientación temporoespacial o psiquiátrica cuan estas esfera no están afectadas (43).

Para la compresión del manejo de la agitación psicomotriz es necesario definir también el término contención.

Se entiende por contención al proceso por el cual, de forma progresivamente creciente (43) se aplican procedimientos con el objetivo de limitar total o parcialmente la actividad física del paciente para evitar que pueda lesionarse a sí mismo o a otras personas (44).

### Epidemiología

El cuadro de agitación psicomotriz al ser secundario a otro trastorno usualmente no es incluido dentro de los diagnósticos por lo que su prevalencia es muchas veces incierta. Sin embargo, es por todos conocido que la agitación psicomotriz en pacientes psiquiátricos es una emergencia habitual, aunque en pacientes no psiquiátricos también suele presentarse con frecuencia.

Los datos recolectados en España en un estudio de llamadas de socorro arrojaron que la agitación psicomotriz representó el 1,9% de las realizadas en 2013 (45) y el 10% de todas las emergencias psiquiátricas (41).

Este cuadro es particularmente prevalente entre los pacientes con diagnóstico de esquizofrenia y trastorno bipolar, aproximadamente el 25% de los primeros y 15% de los últimos sufrirán al menos un episodio de agitación psicomotriz cada año con una media de dos episodios por año, por paciente (41).

## Fisiopatología

No se conoce un fisiopatología común para la agitación psicomotriz, pero se hipotetiza que el cuadro puede estar relacionado con la alteración en la vía dopaminérgica y serotoninérgica (46).

La agitación psicomotriz puede ser secundaria a varias causas somáticas o psíquicas que se resumen a continuación (Ver tabla 8) (42).

| Tabla 8: Causas frecuentes de agitación psicomotriz | |
|---|---|
| | Trauma craneal |
| | Encefalitis, meningitis u otras infecciones. |
| | Encefalopatía (particularmente de insuficiencia hepática o renal). |
| | Exposición a toxinas ambientales |
| Agitación debido a enfermedad médica | Trastornos metabólicos (ej. hiponatremia, hipocalcemia, hipoglucemia). |
| | Hipoxia |
| | Enfermedad tiroidea. |
| | Incautación (postictal) |
| | Niveles tóxicos de medicamentos (ej. psiquiátricos o anticonvulsivos). |
| Agitación debido a intoxicación /abstinencia Agitación | Alcohol |
| | Drogas recreativas (cocaína, éxtasis, ketamina, sales de baño, inhalantes, metanfetaminas) |
| | Trastornos psicóticos |
| | Manía |
| Agitación debido a enfermedad psiquiátrica | Depresión psicótica |
| | Trastornos de ansiedad |
| | Trastornos de la personalidad |

*Tomado de Adorno Quevedo V. La agitación en Psiquiatría. Tend en Med [Internet]. 2015;10:11–6.*

## Cuadro clínico

La presentación clínica de la agitación psicomotriz cursa con aumento de la actividad motora, hiperreactividad, irritabilidad y en ocasiones agresividad (45). Es importante reconocer que la agitación suele ser progresiva y al momento de la evaluación podemos tener un rango de síntomas que van desde lo leve a lo severo y que pueden progresar en el tiempo por lo que es recomendable reconocer el cuadro en sus fases iniciales para evitar llegar a episodios de agresión o violencia que encarecen el manejo (41).

Para poder detectar un cuadro de agitación debemos estar alerta ante determinados comportamientos (Ver tabla 9)

| Tabla 9 : Presentación habitual de un paciente en agitación psicomotriz |
|---|
| Actividad verbal o motora incrementada, repetitiva y sin propósito. |
| Hiperexcitabilidad (respuesta exagerada ante estímulos, irritabilidad) |
| Síntomas de activación simpática como: taquicardia, sudor, boca seca |
| Sensación subjetiva de pérdida del control |
| Agresividad contra otros o contra sí mismo |
| Discurso hostil o suspicaz, volumen progresivamente alto |
| Invasión del espacio personal del entrevistador |
| Cambio súbito de conducta |
| Intranquilidad |
| Labilidad emocional |
| Ceño fruncido, labios apretados, manos en puño, brazos en jarra |
| Hiperventilación |
| Contacto visual fijo, prolongado o impertinente |
| Palidez o rubicundez |

*Tomado de Ramírez MO. Contención farmacológica en la agitación psicomotriz. Univ la Rioja [Internet]. 2017*

## Diagnóstico

Hay que tener presente que la agitación psicomotriz no es exclusiva de los trastornos mentales y es importante diferenciarla de la violencia en que esta última está relacionada con la conducta humana y es propia de la especie (42).

Para valorar la agitación se dispone de la Escala de comportamiento agitado de Corrigan (Agitated Behaviour Scale (ABS)), la cual fue diseñada para medir de forma objetiva el grado de agitación de los pacientes en 14 variables, agrupadas en tres factores; desinhibición, agresividad y labilidad (47). El entrevistador debe puntuar de acuerdo con una escala tipo Likert de 4 grados de intensidad, desde 1 (ausencia) hasta 4 (presente en grado extremo). El marco de referencia temporal es el momento de la evaluación y es un instrumento heteroaplicado (48). También disponemos de la escala de riesgo de violencia de Plutchik que consta de 12 ítems, que hacen referencia a conductas agresivas, antecedentes delictivos y existencia de armas (42).

**Tratamiento**

La agitación psicomotriz debe considerarse una urgencia psiquiátrica (47) y luego de una adecuada valoración, es necesario preservar la integridad y seguridad de los profesionales, otros pacientes y de aquel que protagoniza la agitación (41) (42).

El manejo de esta situación debe hacerse de forma escalada (Ver figura 2), de tal manera que el primer paso luego de establecer una seguridad ambiental para los presentes será el desescalado verbal (44) que es una medida que en base a estrategias de comunicación es capaz de contener un comportamiento potencialmente violento (11).

Las siguientes son recomendaciones para la contención verbal (44):
- Escuchar sinceramente y con atención, permitir que el paciente termine de hablar antes de responderle.
- El abordaje verbal del paciente en agitación psicomotriz debe ser realizado solamente por uno de los profesionales, no es recomendable que varias personas intenten abordar al paciente a la vez.
- Es indispensable conservar una actitud firme, pero utilizando un tono de voz tranquilo y no elevado.

Si con la intervención verbal no es posible contener al paciente el siguiente paso será la intervención farmacológica en este punto se preferirá la vía de administración oral cuando el paciente esté dispuesto a recibirla y se tomará en cuenta la rapidez del inicio de acción y los posibles efectos adversos al elegir el fármaco (Ver tabla 10) (44).

| Tabla 10: Recomendación de esquemas terapéuticos en pacientes sin evidencia de patología orgánica | | | |
|---|---|---|---|
| Indicación | Principio activo | Dosis | Precauciones |
| Predominio De Ansiedad E Inquietud | DIAZEPAM | 5 -20 mg VO. Se puede repetir a las 4h. | Acúmulo en dosis repetidas. Dosis máxima 60mg / 24h. |
| | LORAZEPAM | 1-5-10mg VO Sublingual | Menor riesgo de acúmulo. Dosis máxima 20mg/24h |
| Agitación Moderada - Grave Y / O Psicosis | Se puede repetir cada 30 min durante 6 horas | | |
| | HALOPERIDOL | 5 - 10mg IM | Síntomas extrapiramidales |
| | RISPERIDONA | 3 - 6mg/12h VO | Dosis máx: 16mg/día. Comienzo y retirada gradual. Reducir dosis en ancianos, insuficiencia hepáticay renal (0,5 - 1mg/12h) |
| | OLANZAPINA | 5 - 20mg/día VO/IM | Dosis máx: 20mg/día |

*Modificado de López I, Alonso J, del Valle M, González R, González I, García H, et al. Protocolo de contención de pacientes. Hosp Univ Príncipe Astur. 2017;1–23.*

En caso de que el paciente no acepte la administración de medicación es recomendable escalar en el protocolo y hacer uso de la contención mecánica para una vez se ha limitado la movilidad administrar medicación parental. La contención física o mecánica consiste en controlar la actividad motora a través de métodos físicos como las sujeciones y se lleva a cabo solo cuando con los métodos anteriores no se ha logrado disminuir el riesgo de auto o heteroagresión producto de la agitación (41) (42) (43)

## Pronóstico

El pronóstico del paciente con agitación psicomotriz es variable ya que depende de la causa primaria de la agitación

## Recomendaciones

• La agitación psicomotriz debe considerarse una urgencia psiquiátrica (47) y luego de una adecuada valoración, es necesario preservar la integridad y seguridad de los profesionales, otros pacientes y de aquel que protagoniza la agitación  (41) (42).
• Al realizar una contención mecánica es necesario evaluar periódicamente el estado general del paciente , los signos vitales y la circulación periférica (43).

- Activar protocolos para evitar úlceras de presión y broncoaspiración (45)
- Mientras se realice la contención física, se debe sostener la cabeza para evitar que el paciente la golpee contra objetos o muerda al personal sanitario (43).

*Figura 2: Algoritmo de acción en agitación. Algoritmo para la identificación inicial y primeros pasos en el manejo del paciente con agitación psicomotriz.*

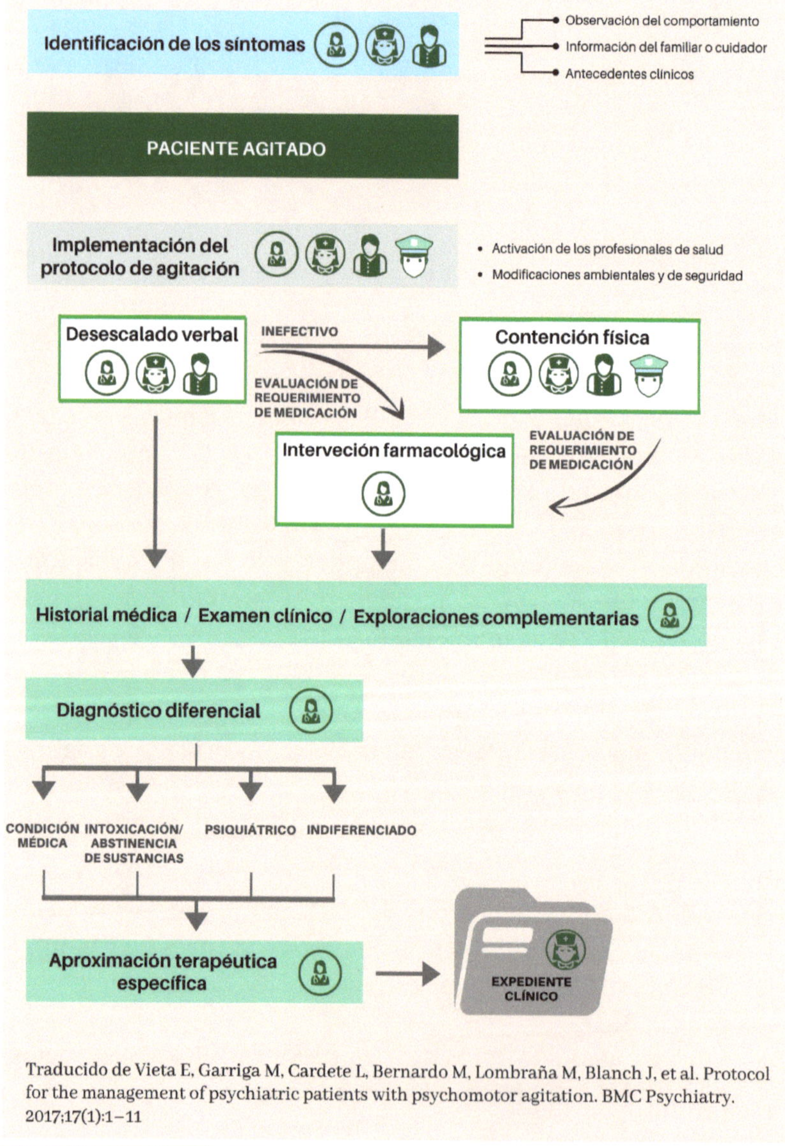


Traducido de Vieta E, Garriga M, Cardete L, Bernardo M, Lombraña M, Blanch J, et al. Protocol for the management of psychiatric patients with psychomotor agitation. BMC Psychiatry. 2017;17(1):1−11

1.OMS. Guía de Intervención mhGAP. Guía Interv mhGAP [Internet]. 2011;1–59. Available from: http://whqlibdoc.who.int/publications/2011/9789243548067_spa.pdf

2.Perales A. Formación Ética Como Soporte Del Desarrollo Moral Del Alumno De Carreras De Ciencias De La Salud: Hacia Una Enseñanza Centrada En Las Necesidades Del Estudiante Como Persona Ethical Training As a Support for the Moral Development of Students in Health Sci. Rev Peru Med Exp Salud Publica. 2019;36(1):100–5.

3.Abeijón-Fernández M. ETICA y SALUD MENTAL. Cuad Bioética. 1999;4:632–43.

4.Valverde Eizaguirre MÁ, Inchauspe Aróstegui JA. El encuentro entre el usuario y los servicios de salud mental: consideraciones éticas y clínicas. Rev Asoc Esp Neuropsiquiatr. 2017;37(132):529–52.

5.Organización Mundial de la Salud. CIE-10. Décima revisión de la clasificación internacional de las enfermedades. Trastornos mentales y del comportamiento. Descripción clínica y pautas para el diagnóstico. Unidad Técnica Codif CIE-10-ES [Internet]. 1992;303. Available from: http://www.msssi.gob.es/estadEstudios/estadisticas/normalizacion/CIE10/UT_MANUAL_DIAG_2016_prov1.pdf

6.Herrera Herrera JL, Oyola López E, Llorente Pérez YJ. Delirium in patients of the Intensive Care Unit of a health institution in Montería, Colombia. Rev Cient la Soc Esp Enferm Neurol [Internet]. 2020;51(C):7–12. Available from: https://doi.org/10.1016/j.sedene.2019.04.003

7.Ospina JP, King IV F, Madva E, Celano CM. Epidemiology, Mechanisms, Diagnosis, and Treatment of Delirium: A Narrative Review. Clin Med Ther. 2018;1(1):1–6.

8.Burns A, Gallagley A, Byrne J. Delirium. J Neurol Neurosurg Psychiatry. 2004;75(3):362–7.

9.Bush SH, Marchington KL, Agar M, Davis DHJ, Sikora L, Tsang TWY. Quality of clinical practice guidelines in delirium: A systematic appraisal. BMJ Open. 2017;7(3).

10.Organización Paramericana de la Salud. Clasificación Estadística Internacional de Enfermedades y Problemas Relacionados con la salud - Volumen 1. Organ Panam la Salud [Internet]. 2003;1(554):344–5. Available from: http://ais.paho.org/classifications/Chapters/pdf/Volume1.pdf

11.Neufeld KJ, Yue J, Robinson TN, Inouye SK, Needham DM. Antipsychotic Medication for Prevention and Treatment of Delirium in Hospitalized Adults: A Systematic Review and Meta-Analysis. J Am Geriatr Soc. 2016;64(4):705–14.

12.Pinzón A. Delirium y Delirio [Internet]. Acta médica colombiana Coloombia; 2016 p. 145. Available from: http://www.scielo.org.co/pdf/amc/v42n2/0120-2448-amc-42-02-00145.pdf

13.Villa Díez R, Paniagua Calzón G, Leal Sánchez C, Sánchez Iglesias S. Protocolo diagnóstico del paciente con ideas delirantes. Medicine (Baltimore) [Internet]. 2007;9(85):5513–5. Available from: http://dx.doi.org/10.1016/S0211-3449(07)74689-1

14.Haley MN, Casey P, Kane RY, Dārziņš P, Lawler K. Delirium management: Let's get physical? A systematic review and meta-analysis. Australas J Ageing. 2019;38(4):231–41.

15.Wu YC, Tseng PT, Tu YK, Hsu CY, Liang CS, Yeh TC, et al. Association of Delirium Response and Safety of Pharmacological Interventions for the Management and Prevention of Delirium: A Network Meta-analysis. JAMA Psychiatry. 2019;76(5):526–35.

16.Jones RN, Cizginer S, Pavlech L, Albuquerque A, Daiello LA, Dharmarajan K, et al. Assessment of Instruments for Measurement of Delirium Severity: A Systematic Review. JAMA Intern Med. 2019;179(2):231–9.

17.Van Rompaey B, Sabbe K, Dilles T, van den Boogaard M. Delirium, introduction to a confused mind. Intensive Crit Care Nurs. 2018;47:1–4.

18.Veiga F, Jentoft JC. Etiología y fisiopatología del delirium. 2008;43:4–12.

19.19.        Torales J, Barrios I, Armoa L. El delirium: una actualización para Internistas y Psiquiatras. Rev virtual Soc Parag Med Int [Internet]. 2017;4(2):54–64. Available from: http://www.revistaspmi.org.py/index.php/rvspmi/article/view/68

20.Inouye SK, Van Dyck CH, Alessi CA, Balkin S, Siegal AP, Horwitz RI. Clarifying confusion: The confusion assessment method: A new method for detection of delirium. Ann Intern Med. 1990;113(12):941–8.

21.Tobar E, Alvarez E. Delirium En El Adulto Mayor Hospitalizado. Rev Médica Clínica Las Condes [Internet]. 2020;31(1):28–35. Available from: https://doi.org/10.1016/j.rmclc.2019.11.008

22.Devlin JW, Skrobik Y, Gélinas C, Needham DM, Slooter AJC, Pandharipande PP, et al. Clinical Practice Guidelines for the Prevention and Management of Pain, Agitation/Sedation, Delirium, Immobility, and Sleep Disruption in Adult Patients in the ICU. Vol. 46, Critical care medicine. 2018. 825–873 p.

23.Alberto J, Parra C. Ideación y conductas suicidas en adolescentes y jóvenes. Rev Pediatría Atención Primaria. 2018;20(80):14.

24.Mosquera L. Conducta suicida en la infancia: Una revisión crítica. Rev Psicol Clínica con Niños y Adolesc. 2016;3(1):9–18.

25.Nock MK, Borges G, Bromet EJ, Cha CB, Kessler RC, Lee S. Suicide and suicidal behavior. Epidemiol Rev. 2008;30(1):133–54.

26.Barrios-Acosta M, Ballesteros-Cabrera MDP, Zamora-Vázquez S, Franco-Agudelo S, Gutiérrez-Bonilla ML, Tatis-Amaya J, et al. Universidad y conducta suicida: Respuestas y propuestas institucionales, bogotá 2004-2014. Rev Salud Publica. 2017;19(2):153–60.

27.Arenas A, Gómez-Restrepo C, Rondón M. Factores asociados a la conducta suicida en Colombia. Resultados de la Encuesta Nacional de Salud Mental 2015. Rev Colomb Psiquiatr. 2016;45(S 1):68–75.

28.Londoño Muriel V, Cañón Buitrago S. Factores de riesgo para conducta suicida en adolescentes escolarizados: revisión de tema. Arch Med [Internet]. 2020;55(18):1–10. Available from: http://revistasum.umanizales.edu.co/ojs/index.php/archivosmedicina/article/view/3582

29.Vega D, Sintes A, Fernández M, Puntí J, Soler J, Santamarina P, et al. Revisión y actualización de la autolesión no suicida: ¿quién, cómo y por qué? Actas Españolas Psiquiatr [Internet]. 2018;46(4):146–55. Available from: https://www.actaspsiquiatria.es/repositorio/20/114/ESP/20-114-ESP-146-55-463018.pdf

30.Organización Mundial de la Salud. Suicidio [Internet]. Centro de prensa. 2019 [cited 2020 Jun 29]. Available from: https://www.who.int/es/news-room/fact-sheets/detail/suicide

31.Benavides-Mora VK, Villota-Melo NG, Villalobos-Galvis FH. Conducta suicida en Colombia: Una revisión sistemática. Rev Psicopatol y Psicol Clin. 2019;24(3): 181–95.

32.Instituto Nacional de Estadísticas y Censos. Registro estadístico de defunciones generales [Internet]. Estadistica de defuncionesgenerales en Ecuador. 2020 [cited 2020 Jun 29]. Available from: https://public.tableau.com/profile/instituto.nacional.de.estad.stica.y.censos.inec.#!/vizhome/Registroestadsticodedefuncionesgenerales_15907230182570/Men

33.Stern T, Fricchione G, Cassem N, Jellinek M, Rosebaum J. Massachusetts General Hospital handbook of general hospital psychiatry. 6th ed. Brigido A, editor. Philadelphia: Saunders; 2010. 541–549 p.

34.Miná VAL, Lacerda-Pinheiro SF, Maia LC, Pinheiro RFF, Meireles CB, De Souza SIR, et al. The influence of inflammatory cytokines in physiopathology of suicidal behavior. J Affect Disord. 2015;172:219–30.

35.Dantzer R, O'Connor JC, Lawson MA, Kelley KW. Inflammation-associated depression: From serotonin to kynurenine. Psychoneuroendocrinology [Internet]. 2011;36(3):426–36. Available from: http://dx.doi.org/10.1016/j.psyneuen.2010.09.012

36.Barak-Corren Y, Castro VM, Javitt S, Hoffnagle AG, Dai Y, Perlis RH, et al. Predicting suicidal behavior from longitudinal electronic health records. Am J Psychiatry. 2017;174(2):154–62.

37.Katz C, Randall JR, Sareen J, Chateau D, Walld R, Leslie WD, et al. Predicting suicide with the SAD PERSONS scale. Depress Anxiety. 2017;34(9):809–16.

38.Warden S, Spiwak R, Sareen J, Bolton JM. The SAD PERSONS Scale for Suicide Risk Assessment: A Systematic Review. Arch Suicide Res. 2014;18(4): 313–26.

39.Arbesú Prieto J. Evaluación del riesgo de suicidio. Semer Soc Esp Med Rural Gen (Ed Impr). 2006;16–7.

40.Alejandro Gómez G. Evaluación del riesgo de suicidio: enfoque actualizado. Rev Médica Clínica Las Condes. 2012;23(5):607–15.

41.Vieta E, Garriga M, Cardete L, Bernardo M, Lombraña M, Blanch J, et al. Protocol for the management of psychiatric patients with psychomotor agitation. BMC Psychiatry. 2017;17(1):1–11.

42.Ramírez MO. Contención farmacológica en la agitación psicomotriz. Univ la Rioja [Internet]. 2017; Available from: https://biblioteca.unirioja.es/tfe_e/TFE002592.pdf

43.Ureta M, LLanos K, Rebolledo J, Palma G, Rosales C, Cárcamo M. ROTOCOLO CONTENCIÓN FÍSICA DE PACIENTE EN AGITACIÓN PSICOMOTORA. Serv salud Magallanes [Internet]. 2018; Available from: http://hospitalclinicomagallanes.cl/download/contencion-fisica-en-pacientes-con-agitacion-psicomotora/

46. Adorno Quevedo V. La agitación en Psiquiatría. Tend en Med [Internet]. 2015;10:11–6. Available from: http://tendenciasenmedicina.com/Imagenes/imagenes10p/art_03.pdf

47. Mazagatos Pérez C. Analisis de la agitación psicomotriz en pacientes hospitalizados con T.M.G. consumidores de drogas de abuso. 2010;(January):2010.

48. García-Portilla MP, Bascarán MT, Saiz PA, Parellada M, Bousoño M BJ et al. Banco de instrumentos básicos para la práctica de la psiquiatría clínica. [Internet]. Comunicación y Ediciones Sanitarias, SL. 2011. 183 p. Available from: http://www.hvn.es/enfermeria/ficheros/escala_de_ansiedad_de_hamilton.pdf%5Cnhttp://medcontent.metapress.com/index/A65RM03P4874243N.pdf%5Cnhttp://www.uclm.org/profesorado/jtorre/DOCUMENTOS/PSIQUIATR/temas/tema1/agitado en urgencias.pdf

9 789566 090090